Hippokrates

Die Autoren:

Dr. med. Ansgar Römer,

geb. 1961. Ab 1993 Weiterbildung zum Facharzt für Frauenheilkunde und Geburtshilfe, Zusatzbezeichnungen: Naturheilverfahren und Homöopathie. Seit 1995 tätig an der Univ.-Frauenklinik Mannheim (Direktor: Prof. Dr. F. Melchert). Aufbau und Leitung der dortigen geburtshilflichen Akupunkturambulanz. Seit 1985 Beschäftigung mit der Akupunktur. 1989 Diplom der Deutschen Akupunktur Gesellschaft sowie der Academy of Chinese Acupuncture in Colombo, Sri Lanka. 1990 Studienaufenthalt an der Univ. Wien und Hospitation am Ludwig-Boltzmann-Institut für Akupunktur. Einführung der Geburtshilflichen Akupunktur am Geburtshaus Wien-Nußdorf (Dr. M. Adam). Diplom der Österreichischen Ges. f. Akupunktur und Aurikulotherapie 1990. Studienaufenthalte in der VR China an verschiedenen TCM-Ausbildungszentren und geburtshilflich-gynäkologischen Abteilungen. Seit 1993 Leitung von Akupunktur-Fortbildungsveranstaltungen für Hebammen und Ärzte der Geburtshilfe und Frauenheilkunde. Mitbegründer und ärztlicher Ausbildungsleiter der Fortbildungsgesellschaft »Akupunktur Pro Medico«. Betreuung von Akupunktur-Studienprojekten und Vorlesungen über Akupunktur und der Vorlesung »Alternative Frauenheilkunde« an der Universitätsklinik Mannheim. Beratung des Bundes Deutscher Hebammen (BDH) und Leitung der Arbeitsgruppe zur Ausarbeitung der HAA-Richtlinien, sowie Mitglied der Konsensgruppe »Akupunktur« zur Ausarbeitung der Leitlinien »Akupunktur in Geburtshilfe und Gynäkologie« für den Berufsverband der Gynäkologen und die DGGG. Wissenschaftliche Leitung des I. und II. Internationalen Symposiums Akupunktur in der Geburtshilfe und Frauenheilkunde, Mannheim Oktober 1997 und Dezember 1999, sowie des Kongresses »Praktische Akupunktur in der Frauenheilkunde«, Heidelberg 2001. Leitung der AG »Akupunktur« in der Arbeitsgemeinschaft NATUM e.V. (Naturheilkunde, Akupunktur und Umweltmedizin) in der DGGG, ferner Leitung des Qualitätszirkels Akupunktur Pfalz der KV Neustadt/Weinstraße.

Birgit Seybold,

geb. 1970. 1991 Studium der Chemie und Geographie. 1992–1999 Studium der Humanmedizin in Heidelberg, Mannheim und Tübingen. Seit 1992 Akupunkturkurse bei Radha Thambirajah (Diplom 1994), B. Flaws, G. Maciocia, F. Ramakers u.a. 1996 Mitarbeit an der Multitherapieklinik Ashavihar in Bihar/Indien mit dem Schwerpunkt Akupunktur im Rahmen eines Projekts der Peace Bird Gesellschaft. Seit 1997 Geschäftsführerin der gemeinnützigen Peace Bird Gesellschaft sowie Mentorin und Kursleiterin bei Akupunktur Pro Medico. Seit Oktober 2000 tätig in einer gynäkologischen Gemeinschaftspraxis in Ulm. Schwerpunkt: Akupunkturstudien.

Ansgar Römer · Birgit Seybold

Akupunktur & TCM für die gynäkologische Praxis

Kurzlehrbuch der wichtigsten Behandlungsregeln

Unter Mitwirkung von G. Kubiena

Hippokrates Verlag · Stuttgart

Die Deutsche Bibliothek – CIP-Einheitsaufnahme

Ein Titeldatensatz für diese Publikation ist bei
Der Deutschen Bibliothek erhältlich

Anschrift der Verfasser:
Dr. med. Ansgar Römer
Speyerer Straße 137
67112 Mutterstadt

Birgit Seybold
Traubenstraße 13/1
71384 Weinstadt

Grafik: Enbe-Design Baasner (Modifikationen nach *Hecker*)

Wichtiger Hinweis
Wie jede Wissenschaft ist die Medizin ständigen Entwicklungen unterworfen. Forschung und klinische Erfahrung erweitern unsere Erkenntnisse, insbesondere was Behandlung und medikamentöse Therapie anbelangt. Soweit in diesem Werk eine Dosierung oder eine Applikation erwähnt wird, darf der Leser zwar darauf vertrauen, daß Autoren, Herausgeber und Verlag große Sorgfalt darauf verwandt haben, daß diese Angabe dem Wissensstand bei Fertigstellung des Werkes entspricht.
Für Angaben über Dosierungsanweisungen und Applikationsformen kann vom Verlag jedoch keine Gewähr übernommen werden. Jeder Benutzer ist angehalten, durch sorgfältige Prüfung und gegebenenfalls nach Konsultation eines Spezialisten festzustellen, ob die dort gegebene Empfehlung für Dosierungen oder die Beachtung von Kontraindikationen gegenüber der Angabe in diesem Buch abweicht. Eine solche Prüfung ist besonders wichtig bei selten verwendeten Präparaten oder solchen, die neu auf den Markt gebracht worden sind. Jede Dosierung oder Applikation erfolgt auf eigene Gefahr des Benutzers. Autoren und Verlag appellieren an jeden Benutzer, ihm etwa auffallende Ungenauigkeiten dem Verlag mitzuteilen. Geschützte Warennamen (Warenzeichen) werden nicht besonders kenntlich gemacht. Aus dem Fehlen eines solchen Hinweises kann also nicht geschlossen werden, daß es sich um einen freien Warennamen handele.

ISBN 3-7773-**1781-0**

Unsere Hompage: http://www.hippokrates.de

Printed in Germany 2001
Satz: Fotosatz Sauter GmbH, Donzdorf
Druck: Rondo-Druck GmbH, Ebersbach

Inhalt

Vorwort

Die Akzeptanz der Akupunktur hat in den letzten Jahren in breiten Kreisen unserer Gesellschaft stetig zugenommen. Aber auch im Kreis der Therapierenden wird sie mehr und mehr geschätzt. Gerade im Fachbereich Gynäkologie, wo all zu oft keine zufriedenstellende Behandlungen sowohl für die Patientinnen als auch TherapeutInnen zur Verfügung stehen.
Berichte über erfolgreiche Behandlungen bei Dysmenorrhö sind seit etlichen Jahren bekannt, zunehmend wird die Akupunktur in weiten Bereichen der Gynäkologie eingesetzt: Von der adjuvanten Betreuung von Chemopatientinnen über Behandlung von Wechseljahrbeschwerden bis hin zum integrierten Einsatz in der Sterilitätsmedizin.
Die Patientinnen sind froh, von Seiten ihrer behandelnden ÄrztInnen eine ergänzende Behandlung bzw. Alternative angeboten zu bekommen.
Allerdings ist es nicht mit ein »paar Nadeln« nach immer gleichem Schema getan. Gerade die Behandlung gynäkologischer Beschwerden erfordert eine genaue Differenzierung der »passenden Syndrome«, oft ist auch eine Behandlung über mehrere Monate notwendig. So komplex die Beschwerden auf den ersten Blick erscheinen mögen, so gibt uns die Behandlung von Frauen doch ein wunderbares Diagnosemittel in die Hand: Mit einer detaillierten Zyklusanamnese können die wichtigsten Behandlungsrichtlinien rasch erfasst werden.
Kein Buch kann Kurse und praktische Erfahrungen ersetzen und dieses Buch kann und will auch keine Grundlagenwerke zur Traditionellen Chinesischen Medizin (TCM), sowie umfangreiche Fachliteratur ersetzen. Es war uns ein Anliegen, klar und übersichtlich die wesentlichen Aspekte der Behandlung von gynäkologischen Beschwerden zusammenzustellen. Wir wünschen allen Akupunktierenden in der Frauenheilkunde, dass das vorliegende Buch ihre tägliche Praxis erleichtert und vielen Patientinnen zugute kommt.

Mannheim, Ulm im Februar 2001
Ansgar Römer
Birgit Seybold

Danksagung

Wir möchten Frau Prof. Gertrude Kubiena für ihre mentale und praktische Unterstützung sowie für die kritische Durchsicht des Manuskriptes danken. Des Weiteren standen uns tatkräftig zur Seite Frau Dr. Christine Gabriel, Herr Patrick Rudolph sowie Frau Julia Siems. Frau Marion Heidenreich und ihrem Team danken wir, dass sie es geschafft haben sämtliche unleserlichen Manuskripte druckreif zu machen.
Wir danken somit allen, die am Zustandekommen dieses Buchprojektes beteiligt waren, dem Hippokrates Verlag und insbesondere Frau Dorothee Seiz für die professionelle Umsetzung und Einhaltung der zeitlichen Vorgabe, die eigentlich nicht realisierbar war und trotzdem im überaus perfekten Teamwork erfolgte.

Geleitwort

Dr. Ansgar Römer lernte ich vor vielen Jahren kennen, als ich ihn für das Österreichische Ärztekammerdiplom für Akupunktur zu prüfen hatte, nachdem er über ein Jahr bei uns am Ludwig Boltzmann Institut für Akupunktur der Universität Wien hospitiert und mitgearbeitet hatte. Zuvor hatten wir uns nie gesehen. Prüfungen sind immer eine Ausnahmesituation. Bei Ansgar fiel mir seine Unzufriedenheit auf: Die Unzufriedenheit mit der Ausbildung, mit seinem eigenen Wissen und vor allem sein brennender Wissensdurst – fast ein chinesisches Syndrom.
Im Gegensatz zu vielen Akupunkteuren gab sich Ansgar mit seiner Unzufriedenheit niemals zufrieden, sondern begann *nach* der Diplomprüfung *erst recht* zu arbeiten – was heißt zu arbeiten? Er bildete sich nicht nur unermüdlich weiter, nein, er gründete auch die Akupunkturfortbildungsgesellschaft *Akupunktur Pro Medico*, begründete damit zugleich auch die Ausbildung der deutschen Hebammenakupunktur, wurde zum bedeutenden Wegbereiter der Akupunktur in der Gynäkologie und Geburtshilfe im deutschsprachigen Raum und ist heute Lehrer und Student zugleich.
Zahlreiche Chinahospitationen runden (... nicht nur, dass er in China geheiratet hat, nein – nebst eigenen China-Reisen fuhr er zweimal mit meiner Gesellschaft, der *MED CHIN*, nach China, jetzt organisiert er hervorragende eigene China-Reisen und begründete eine Partnerschaft mit einer TCM-Klinik in Hangzhou) sein Studium ab.
Er ist eine löbliche Ausnahme unter den Referent(inn)en – denn die meisten ruhen sich auf ihren Lorbeeren aus, sobald sie einmal Referent(inn)en geworden sind, genieren sich oder fühlen sich schon zu gut, um noch weiter zu lernen.
Ansgar ist ein Lehrer wie man ihn sich wünscht: Er organisiert TCM- und Akupunkturausbildungen in den schönsten Gegenden – zufällig sind die u.a. in Österreich, lehrt selber eindrucksvoll und kompetent, engagiert darüber hinaus Dozent(inn)en, von welchen er weiß, dass sie TeilnehmerInnen begeistern können und in sein individuelles Ausbildungskonzept passen, stellt Skripten, Bücher und Ausbildungsmaterial zur Verfügung, von welchen anderen Kursteilnehmer(inn)en nur träumen können.
Das vorliegende Lehrbuch konzentriert sich auf die TCM-Physiologie und Pathologie in der Gynäkologie und ist daher für die Vertreter(inn)en dieses Fachgebietes besonders wertvoll. Ich freue mich, dass viele Anregungen aus meinen *Chinesischen Syndromen* stammen, denn wozu schreibt man Bücher, wenn sie nicht zitiert und als Unterlage für Spezialbranchen gebraucht werden?
In seiner Co-Autorin Birgit Seybold hat er die ideale fachliche Partnerin gefunden, die sich sowohl fachlich wie menschlich wunderbar ergänzen und gemeinsam an einem tollen Konzept überaus engagiert arbeiten, um dieses immer weiter zu entwickeln.
Alles in allem ein gelungenes Werk, ein Muss für Praktizierende in der Gynäkologie und Geburtshilfe!
Hier wird einerseits das Verständnis für den überaus wichtigen chinesischen Hintergrund geliefert, andererseits helfen wohlgeordnete und didaktisch gut aufbereitete, wertvollste Tipps für die tägliche Praxis.
Möge die Übung gelingen! Möge dem Buch ein großer Erfolg beschieden sein! Und mögen alle, die mit der TCM beginnen, auch dabei bleiben und sie weiter entwickeln!
Ad multos annos!

Wien, Weißensee, im Februar 2001
Prof. Dr. med. Mag. phil. *Gertrude Kubiena*

1 Grundlagen

1.1 Yin & Yang

Yin und Yang stehen für die Polaritäten, dabei ist wichtig, dass es das eine nicht ohne das andere geben kann, sowie der Tag in die Nacht übergeht und die Nacht wiederum in den Tag. Selbst im maximalen Yin haben wir immer noch einen Aspekt des Yangs und umgekehrt (Abb. 1). Die Frau entspricht mehr dem Yin, hat aber auch Yang-Anteile (z.B. Testosteronspiegel). Der Mann entspricht mehr dem Yang, hat aber auch Yin-Anteile (z.B. Östrogenspiegel). Übergeordnet gilt: Yin entspricht der Substanz und Yang der Funktion.

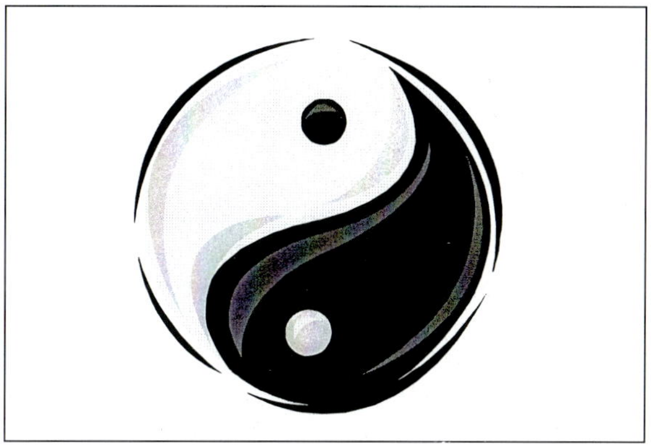

1.2 Die 5 Elemente

Die 5 Elemente werden auch die 5 Wandlungsphasen genannt. Damit ist gemeint, dass es nicht ein festes Element gibt, sondern die Elemente ineinander übergehen.
»Das Zusammenspiel der 5 Elemente bewirkt Harmonie, und alles kommt in die rechte Ordnung. Am Ende eines Jahres hat die Sonne ihren Lauf vollendet, und alles fängt von neuem an mit der ersten Jahreszeit, dem Frühling wie ein Ring, der weder Anfang noch Ende hat«. (Huang Di Nei Jing Su Wen: »The Yellow Emperor's classic of internal. medicine.«)
Die 5 Elemente beeinflussen sich gegenseitig. Es gibt zwei wichtige Zyklen:

- 1. Sheng-Zyklus (*Mutter-Sohn-Regel*)
  Beispiel: Wasser ist die Mutter von Holz, Holz die Mutter von Feuer, etc.
- 2. Ko-Zyklus (*Kontrollzyklus*)
  Beispiel: Metall kontrolliert Holz wie die Großmutter den Enkel. Wasser kontrolliert Feuer etc.
  Bedeutung: Bei zu starker Kontrolle verkümmert der Enkel bzw. wenn der Enkel zu frech ist, dann unterdrückt er die Großmutter.

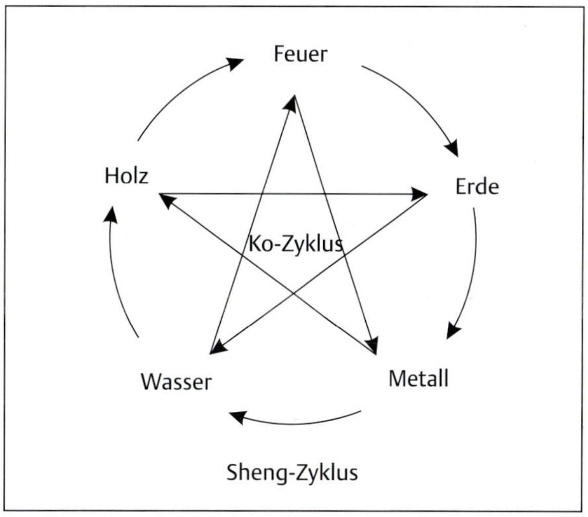

Wandlungsphase	Zang (Yin-Organ)	Fu (Yang-Organ)	Gewebe	Sinnesorgan	Geschmack	Emotion	Klima	Jahreszeit
Holz	Leber	Gallenblase	Sehnen/Muskeln	Auge	Sauer	Wut	Wind	Frühling
Feuer	Herz	Dünndarm	Blut/Blutgefäße	Zunge	Bitter	Freude	Hitze	Sommer
Erde	Milz	Magen	Bindegewebe	Mund	Süß	Besorgnis	Feuchtigkeit	Spätsommer
Metall	Lunge	Dickdarm	Haut/Körperhaare	Nase	Scharf	Trauer	Trockenheit	Herbst
Wasser	Niere	Blase	Knochen	Ohr	Salzig	Angst	Kälte	Winter

1.3 Qi, Blut, Essenz und Körpersäfte

1.3.1 Qi

Für Qi gibt es kein einzelnes Wort in der deutschen Sprache. Es gehört zu den unübersetzbaren Wörtern der Chinesischen Medizin. Qi bedeutet sowohl Substanz als auch Funktion, es zeigt sich in allem Lebendigen. Vollständiger Stillstand des Qi bedeutet Tod. Es gibt verschiedene Formen von Qi:

- Qi das den Organen zugeordnet wird. Dieses Qi hat immer eine bestimmte Richtung und eine bestimmte Funktion.
- Ursprungs-Qi (Yuan-Qi): Es ist das Qi der Niere, das von den Eltern vererbt wird und in Beziehung mit der Fortpflanzungsfunktion steht. Dieses Qi wird als angeborenes Qi bezeichnet.
- Atmungs-Qi (Zong-Qi): Es wird in der Brust aus sauberem Qi (Qing-Qi) und dem Qi aus der Nahrungsessenz gebildet. Seine Hauptfunktion ist die Ernährung des Herzens und der Lunge und die Förderung deren Funktionen (Beherrschung des Blutes und der Gefäße und Durchführung der Atmung).

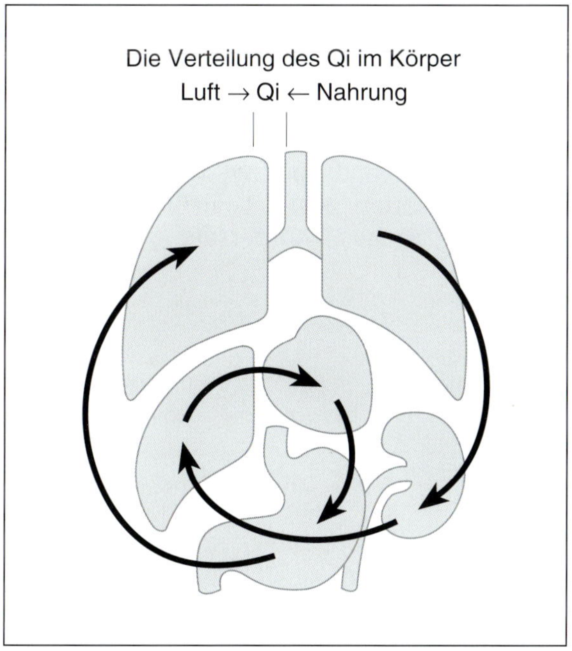

- Nahrungs-Qi (Ying-Qi): Es entsteht aus den essentiellen Substanzen der Nahrung. Es zirkuliert in den Gefäßen und versorgt hauptsächlich die Eingeweide.
- Abwehr-Qi (Wei-Qi) Es entsteht ebenfalls aus den essentiellen Substanzen der Nahrung. Es zirkuliert außerhalb der Gefäße und ist hauptsächlich in den Muskeln und in der Haut verteilt, um die subkutanen Gewebe zu wärmen und zu ernähren, die Öffnung und Schließung der Poren zu kontrollieren und den Körper gegen äußere krankheitsverursachende Faktoren zu verteidigen. In der Nacht geht das Wei-Qi von der Körperoberfläche ins Körperinnere zurück, daher haben wir nachts eine höhere Anfälligkeit gegen äußere Krankheitsfaktoren.

1.3.2 Blut

Die Nahrungsessenz aus der Verdauung und Absorption in der Milz und dem Magen wird zum Herzen und zur Lunge transportiert und dort durch die beiden Organe in rotes Blut umgewandelt. Die Niere speichert die Lebensessenz. Die Lebensessenz der Niere produziert Knochenmark, das wiederum Blut produziert. Blut entsteht deshalb aus Lebensessenz, einschließlich der Nahrungsessenz und der Essenz der Niere. Nebenbei fördert das Qi der Niere den Transport und die Umwandlung in Milz, Magen, Herz und Lunge, was wiederum die Blutbildung fördert. Blut setzt sich deshalb aus Nahrungs-Qi, Körpersaft und Essenz der Niere zusammen. Diese bilden die materielle Grundlage für die Funktionen des Blutes, z. B. die Zirkulation in den Gefäßen, um den Körper zu ernähren und die funktionellen Aktivitäten der verschiedenen Organe und Gewebe zu fördern. Blut und Qi stehen also in enger Beziehung zueinander. Die Bildung und Zirkulation des Blutes hängt vom Qi ab, während die Bildung und Verteilung des Qi vom Blut abhängt. Klinisch wird ein Mangel an Qi oft zu einem Mangel an Blut, und umgekehrt hat ein Mangel an Blut oft einen Mangel an Qi zur Folge. Der Stillstand des Qi verursacht einen Stillstand des Blutes, und der Stillstand des Blutes bewirkt umgekehrt einen Stillstand des Qi.

1.3.3 Essenz (Jing)

1.3.3.1 Allgemein

Die wichtigste Aufgabe des Jing besteht in der Induktion von Wandlung.

Funktionen des Jing:

- individuelle Entwicklung, Reifung: Zahnung, Pubertät und Geschlechtsreife, Menopause, Ergrauen der Haare, Zahn- und Haarausfall des Alters sind durch die Entwicklung des Jing bestimmt.
- Jede Transformation von Qi oder anderen Substanzen wird durch das Jing (bzw. sein Yuan-Qi, siehe unten) induziert.
- *Jing ist die Basis des Qi:* Qi wird durch die Transformationen des Mittleren Erwärmers und Oberen Erwärmers gewonnen (Milz, Lunge). Für diese Transformationen wird das Jing benötigt.
- *Jing produziert das Mark.*
  Das Hirn als »Meer des Markes« wird vom Jing gebildet.

1.3.3.2 Jing des frühen Himmels (vorgeburtliches Jing)

Mit der Befruchtung vereinigen sich das Jing der Mutter und das Jing des Vaters (im heutigen chinesisch bedeutet Jing einfach Sperma). Diese Menge an Jing ist dem Menschen mitgegeben und wird im Laufe des Lebens weniger, bis es im natürlichen Tod schließlich aufgebraucht ist. Es bestimmt die Konstitution des Individuums.

1.3.3.3 Jing des späten Himmels (nachgeburtliches Jing)

Aus den Transformationen der Mitte entsteht Qi und auch Jing. Es wird das »operative Depot« wieder aufgefüllt, vorgeburtliches Jing kann dadurch jedoch nicht ersetzt werden.

1.3.3.4 Yuan-Qi (Ursprungs-Qi)

Ist der aktive (Yang) Teil oder die aktive Manifestation des Jing, welches die Wandlungen induziert. Der Jing-/Substanzteil dagegen stellt die Basis sowohl für das Yuan-Qi, als auch für die ernährende Funktion (Mark) dar.

1.3.3.5 Schädigungen des Jing

Exzessive Lebensführung und schlechte Ernährung konsumieren bzw. liefern nicht genug neues Jing. Bei Männern sind häufige Ejakulationen (Sperma = Jing), bei Frauen dagegen häufige Geburten zusätzliche Ursachen für Jing-Verlust.

1.3.4 Körpersäfte

Körpersäfte entstehen aus Essen und Trinken. Sie kommen im Blut und in der interstitiellen Flüssigkeit der Gewebe vor. Es gibt zwei Arten von Körpersäften. Zum einen der klare und dünne Typ, der Muskeln und Haut durchtränkt, um die Muskeln zu erwärmen und zu ernähren und die Haut zu befeuchten. Zum anderen der trübe und dickflüssige Typ, der die Gelenkflächen schmiert, das Gehirn durchtränkt und die Körperöffnungen befeuchtet.

Schweiß, Urin und Speichel werden alle von den Körpersäften gebildet, auch Blut enthält eine große Menge an Körpersaft.

1.4 Meridiane

Es gibt insgesamt 12 Hauptmeridiane, die den 5 Elementen zugeordnet werden und 8 so genannte außerordentliche Gefäße bzw. Sondermeridiane, von denen zwei eigene Punkte besitzen, nämlich das Konzeptionsgefäß (Ren Mai) und das Lenkergefäß (Du Mai).
Auf den 12 Hauptmeridianen und den 2 Sondermeridianen mit eigenen Punkten liegen insgesamt 361 Akupunkturpunkte. Darüber hinaus gibt es noch außerordentliche Akupunkturpunkte und so genannten Ah-Shi-Punkte. Die 361 Akupunkturpunkte lassen sich verschiedenen Punktgruppen zuordnen. Dazu gehören die 5 Antiken Punkte, Yuan-(Quell-) Punkte, Luo- (Passage-)Punkte, Xi-(Akut-) Punkte, Shu(Zustimmungs-)Punkte, Mu-(Alarm-)Punkte, Kreuzungspunkte usw.. Übersicht der wichtigsten Punkte, s. Kap. 9, Anhang.

1.5 Allgemeine Funktionen der inneren Organe

1.5.1 Niere

1.5.1.1 Wurzel von Yin und Yang

Das Nieren-Yang ist die Wurzel des gesamten Körper-Yang, das Nieren-Yin ist die Wurzel des gesamten Körper-Yin. Das Yang von Milz, Herz und Lunge sind vom Nieren-Yang direkt abhängig. Ebenso ist das Yin von Leber, Herz und Lunge vom Nieren-Yin abhängig. Über diese Verbindung können sich Störungen der Niere fortsetzen auf die anderen Organe.

1.5.1.2 Die Nieren speichern das Jing

Eigenschaften von Jing und Nieren gehen ineinander über. Die Niere ist auch für Wachstum, Reifung und Fortpflanzung zuständig. Über das Jing nährt sie das Mark, welches wiederum die Knochen und die Zähne ernährt.

1.5.1.3 Die Niere beherrscht das Wasser

Die Trennung der Flüssigkeiten des Körpers in Klares und Trübes, wird durch das Nieren-Qi vollbracht. Wenn auch diese Trennung im Dünndarm, Dickdarm oder in der Blase stattfindet, so ist doch das Nieren-Qi die Basis für diese Transformation.
Der Flüssigkeitshaushalt des Körpers wird durch 3 Stationen reguliert (3-Erwärmer-Modell). Die Niere ist die untere Quelle und ist mit ihrem Nieren-Yang dafür zuständig, die Flüssigkeiten wieder nach oben zu bewegen.

1.5.1.4 Die Niere kontrolliert die beiden unteren Körperöffnungen

Urin oder Kot zurückhalten zu können ist eine aktive Halteleistung des Nieren-Qi. Harn- oder Stuhlinkontinenz sind ebenso wie unwillkürlicher Samenabgang, Zeichen einer Nieren-Qi-Schwäche.

1.5.1.5 Die Niere kontrolliert die Aufnahme des Qi

Die Lunge ist bei der Einatmung auf die Niere angewiesen. Bei Nieren-Qi-Mangel ist die tiefe Einatmung erschwert.

1.5.1.6 Die Niere beherbergt den Willen

1.5.1.7 Mingmen (Lebenstor)

Das Mingmen befindet sich auf Höhe von Du4. Es stellt den Yang-Aspekt der Niere bzw. das Nieren-Feuer dar. Das Nieren-Feuer erhitzt das Nierenwasser (Yin) und es entsteht Dampf (Qi). Es ist die Grundlage allen Yangs im Körper.

1.5.2 Die Leber

1.5.2.1 Die Leber speichert das Xue (Blut)

In der Aktivität fließt das Blut in die Organe, Muskeln etc., in der Ruhe wird es in der Leber gespeichert und regeneriert. Störungen der Leber bzw. des Blutes gehen oft ineinander über. Aus Leber-Blut-Mangel können resultieren: Amenorrhö bzw. Oligomenorrhö, Sehstörungen und Schwäche der Extremitäten.

1.5.2.2 Die Leber gewährleistet den gleichmäßigen Fluss des Qi

Dies ist der Yang-Aspekt der Leber. Die Leber hat keinen Einfluss auf die Menge des Qi, sondern nur auf die Art und Weise, wie das Qi im Körper zirkuliert. Das heißt: Aufsteigen, absteigen, kommen und gehen. Dieser freie, unbehinderte und regelrechte Fluss des Qi ist besonders wichtig für die Emotionen, die Verdauung und die Gallensekretion. Jede Störung des Qi-Flusses ist eine Leberstörung auch wenn sie in einem anderen Organ stattfindet. Zum Beispiel unterstützt das Leber-Qi das Milz-Qi bei der Verdauung. Gestautes Leber-Qi kann den mittleren Erwärmer blockieren, daraus resultieren Verdauungsstörungen. Ebenso sollen Emotionen frei fließen. Eine gestaute Leber wird auch die Emotionen zurückstauen.

1.5.2.3 Die Leber kontrolliert die Sehnen und Muskeln

Hiermit ist die Fähigkeit zur Bewegung, zur Aktivität der Muskeln gemeint. Im Gegensatz dazu ist es die Milz, die die Masse, das Fleisch der Muskulatur beherrscht. Mit dem Leberblut werden die Muskeln und Sehnen ernährt und mit der Fähigkeit zum freien Fluss ist die Aktivität gewährleistet.

1.5.2.4 Die Leber beherbergt das Hun (Wanderseele)

Die Wanderseele ist sowohl für das nächtliche Träumen als auch für die Fähigkeit, Visionen zu entwickeln, zuständig.

1.5.3 Die Milz

1.5.3.1 Die Milz ist zuständig für Transport und Umwandlung

Die Milz transformiert Nahrung in Nahrungs-Qi (Gu-Qi) welches von ihr aufwärts zum Oberen Erwärmer transportiert wird. Aus diesem Gu-Qi entsteht sowohl allgemeines Qi als auch Blut und Jing. Die Milz ist ebenso für Umwandlung und Transport von Flüssigkeiten zuständig. Sie trennt die Flüssigkeiten des Magens in Klares, welches nach oben transportiert wird und Trübes, welches weiter nach unten transportiert wird. Das Milz-Qi ist auch im Allgemeinen dafür zuständig, die Flüssigkeiten im Körper zirkulieren zu lassen. Ödeme sind häufig Milzprobleme.

1.5.3.2 Die Milz hält das Blut in seinen Bahnen

Dass Blut in den Gefäßen bleibt, ist eine Haltefunktion des Milz-Qi. Bei Milz-Qi-Mangel können resultieren: Nasenbluten, Tendenz zu blauen Flecken, übermäßige Monatsblutungen, Blut im Stuhl.

1.5.3.3 Die Milz ernährt die Muskeln und die vier Extremitäten

Durch ihre maßgebliche Beteiligung an der Produktion von Qi und Blut liefert sie die Voraussetzung für eine gute Ernährung des »Fleisches«.

1.5.3.4 Die Milz kontrolliert das Anheben des Qi

Das Milz-Qi transportiert Gu-Qi und auch die Flüssigkeiten zum Oberen Erwärmer, damit also aufwärts. Magen und Lunge wiederum, bewegen nach unten. Durch die Aufwärtsbewegung des Milz-Qi werden die Organe an ihrem Platz gehalten. Alle Arten von Organsenkungen sind ein Zeichen von Milz-Schwäche.

1.5.3.5 Die Milz beherbergt das Denken

Eine Störung dieser Milzfunktion ist das Grübeln. An Depressionen sind Milz-Störungen meist beteiligt.

1.5.4 Magen

Der Magen ist das wichtigste der Yang-Organe. Zusammen mit der Milz ist er die Wurzel für das nachgeburtliche Qi, weil er zusammen mit der Milz die Aufgabe hat, die Nahrung in Bestandteile zu zerteilen, die in Blut und Qi umgewandelt werden können, und in Bestandteile die ausgeschieden werden. Der Magen kontrolliert also das Aufteilen der Nahrung und das Herausziehen der Essenz aus der Nahrung, weiterhin kontrolliert der Magen das Absteigen des Qi und er ist die Basis für die Herstellung aller Körpersäfte.

1.5.5 Herz

Das Herz wird auch als das wichtigste der inneren Organe bezeichnet. Manche sagen auch »König« zu ihm. Die Hauptfunktion des Herzens besteht in der Kontrolle des Blutes und der Blutgefäße und im beherbergen des Geistes. Außerdem öffnet sich das Herz in der Zunge und es kontrolliert auch das Schwitzen.

1.5.6 Lunge

Die Lungen kontrollieren das Qi und die Atmung und haben natürlich die Aufgabe des Gasaustausches. Außerdem hat die Lunge den direkten Bezug zur Haut, sie ist das zwischengeschaltete Organ zwischen Organismus und Umwelt. Die Lunge assistiert dem Herzen bei der Aufgabe das Blut zu zirkulieren, denn das Qi der Lunge ist notwendig um das Blut zu bewegen. Weiterhin kontrolliert die Lunge die so genannten Wasserwege, das bedeutet dass es eine grundlegende Rolle in der Bewegung der Körperflüssigkeiten spielt. Die Lunge hat nicht nur die Aufgabe das Qi und die Atmung zu kontrollieren, sondern auch die Gefäße und Meridiane.

1.6 Organlehre der TCM

Übersicht

- Topographie, Makroskopische Anatomie: In TCM und moderner Medizin identisch.
- Physiologie der TCM von moderner Medizin unterschiedlich. Hinweis: Meridianpunktindikationen spiegeln Organphysiologie wider!
- 5 Elementenlehre: Funktionskreis, Entsprechungen, Beziehungen.
- Physiologie der Partner!
- Neben der klaglosen Funktion der einzelnen Organe im Allgemeinen spielt die Funktionsrichtung des Organ-Qi eine Rolle!

Die folgenden Schemata, können vom Leser selbst übungshalber ergänzt werden.
Achtung! Nicht alle Punkte des Schemas sind für alle Organe gleich relevant!

5 parenchymatöse Organe + KS	5 Hohlorgane + 3 E
Zang-Yin-Organe	Fu -Yang-Organe
Bewahrer	Sammler, Transportweg

1.6.1 Übungen zur Physiologie der parenchymatösen Organe in der TCM

Leber

❐ *Zugehöriges Hohlorgan:*

Dominiertes System: Gliedmaßen in Hinblick auf Muskel- Bewegung, Sehnen, Gelenke; Verdauung: Einfluss auf M, MP

Komplexe Funktionen: Bewegung; Emotionen

❐ *Schicht:*

❐ *Öffner:*

Qi: verantwortlich für den reibungslosen Fluss von Qi und Blut, Galle

Qi-Richtung: sanft aufwärts, Einfluss auf Qi- Richtung von M und MP. Pathologie: zu stark aufwärts – Reizbarkeit, Schwindel; horizontal: Magen-, Milz-, Darm-Störung; abwärts: Blasen-Störung

Blut: Reservoir, Zirkulation durch reibungslosen Qi-Fluss

Wasserhaushalt: Regulation der Menge und Viskosität des zirkulierenden Blutes

❐ *Psychischer Aspekt:*

❐ *Emotionen:*

❐ *Äußerer Faktor:*

❐ *Jahreszeit:*

❐ *Himmelsrichtung:*

❐ *Wandlungsphase:* Entstehen

❐ *Farbe:*

❐ *Körperoberfläche:* Le-Meridian – wo verläuft er?

❐ *Aroma:*

❐ *Element:*

❐ *Schmerzcharakter:*

Organspezifische Reaktion: Augensymptome, Menstruations-, Fertilitäts-, Bewegungs-, Verdauungsstörungen. Emotionen: Leber-Qi-Stau: Depression, Paranoia, Weinen; Druck im Thorax, Hypochondrium, Dysmenorrhö, Knotenbildung. Aufsteigendes Leber-Yang: Schlaflosigkeit, Reizbarkeit, Alpträume, Schwindel.

Herz

❐ *Zugehöriges Hohlorgan:*

Dominiertes System: Gefäße, Kreislauf, »Transport«

Komplexe Funktionen: Hirn, Intellekt, Bewusstseinszustand, Gedächtnis, Schlaf, Sprache

❐ *Schicht:*

❐ *Öffner:*

Qi: das Herz-Qi ist verantwortlich für den Kreislauf. Spiegel des Herz-Qi: Gesicht, Puls

Qi-Richtung: abwärts. Pathologie: aufwärts: Schlafstörungen, Unruhe

Blut: Zirkulation. Veränderungen zeigen sich an Zunge und Puls

Wasserhaushalt: Transport

❐ *Psychischer Aspekt:*

❐ *Emotionen:*

❐ *Äußerer Faktor:*

❐ *Jahreszeit:*

❐ *Himmelsrichtung:*

❐ *Wandlungsphase:* Wachsen

❐ *Farbe:*

❐ *Körperoberfläche:* H-Meridian – wo verläuft er?

❐ *Aroma:*

❐ *Element:*

❐ *Schmerzcharakter:*

Organspezifische Reaktion: Kreislauf-, Rhythmusstörungen, Bewusstseins-/ Geistes-, Schlaf-, Sprachstörungen, Störungen der Lebenslust.

Milz/ Pankreas

❒ *Zugehöriges Hohlorgan:*

Dominiertes System: Verdauungstrakt – physikalischer Aspekt, Muskel/Bindegewebe und Gliedmaßen

Komplexe Funktionen: Essen; Geschmack, Aufnahme, Transport und Transformation von Nahrung und Wasser; Transformation von Feuchtigkeit; Kontrolle des Blutes; hält Organe und Blut an ihren Platz. Denken – Verdauen!

❒ *Schicht:*

❒ *Öffner:*

Qi: stellt materielle Basis für das postpartale Qi und Blut her

Qi-Richtung: Milz nach oben, Magen nach unten (Peristaltik)
Pathologie: Milz-Qi nach unten: Schwindel, verschwommenes Sehen, Prolaps, Diarrhö

Blut: Nahrungsverwertung – wesentliche Rolle bei der Blut-Produktion. Hält Blut in den Gefäßen.
Schwaches Milz-Qi: Blutungen: Uterus, Stuhl, Purpura

Wasserhaushalt: Transformation von Wasser und Feuchtigkeit, sorgt für optimale Flüssigkeitsmenge in Blutgefäßen und Gewebe

❒ *Psychischer Aspekt:*

❒ *Emotionen:*

❒ *Äußerer Faktor:*

❒ *Jahreszeit:*

❒ *Himmelsrichtung:*

❒ *Wandlungsphase:* Umwandlung nach allen Richtungen möglich

❒ *Farbe:*

❒ *Körperoberfläche:* MP-Meridian – wo verläuft er?

❒ *Aroma:*

❒ *Element:*

❒ *Schmerzcharakter:*

Organspezifische Reaktion: Ernährungsstörungen – mangelnde Blut- und Muskelbildung, Muskelschwäche, Lethargie, Verlangsamung des Denkens, Appetitlosigkeit, Ödeme, breiig-flüssige Stühle, Diarrhö, Ptoseneigung, Blutungsneigung, Geschmacksstörungen.

Lunge

❒ *Zugehöriges Hohlorgan:*

Dominiertes System: Qi, Atmung, gesamter Respirationstrakt, Verteilung von Flüssigkeit

Komplexe Funktionen: Atmung, Trauer, Trennung von Verwertbarem und Nichtverwertbarem

❒ *Schicht:*

❒ *Öffner:*

Qi: beherrscht Qi:
- Mischung von Qi aus der Luft und Qi in den Gefäßen, u. a. auch aus der Nahrung
- Qi des ganzen Körpers: Verteilung, Mischung, richtige Befeuchtung von Haut und Haar. »Die Poren sind die Pforten des Qi«

Qi-Richtung: abwärts. Pathologie: aufwärts – Husten

Blut: siehe Qi

Wasserhaushalt: nur die richtige Richtung des Lungen-Qi garantiert da Flüssigkeit nicht auf- sondern absteigt. Pathologie: Lungen-Ödem

❒ *Psychischer Aspekt:*

❒ *Emotionen:*

❒ *Äußerer Faktor:*

❒ *Jahreszeit:*

❒ *Himmelsrichtung:*

❒ *Wandlungsphase:*

❒ *Farbe:*

❒ *Körperoberfläche:* Lu-Meridian – wo verläuft er?

❒ Aroma:

❒ Element:

❒ Schmerzcharakter:

Organspezifische Reaktion: Husten – Umkehr der Qi-Funktionsrichtung, Heiserkeit, Schnupfen, Seufzen und Weinen, Flüssigkeitshaushalt – Gesichtsödeme, Abwehrschwäche.

Niere

❐ *Zugehöriges Hohlorgan:*

Dominiertes System: Urogenitale, Endokrinum, Knochen, Mark, Hirn als Substanz

Komplexe Funktionen: Aktivität allgemein und sexuell; Bewahrung der ererbten Konstitution, Sexualität, Fertilität, Lebensablauf

❐ *Schicht:*

❐ *Öffner:*

Qi:

- Nieren- Qi ist verantwortlich für die Aufbewahrung von Jing, dem materiellen Äquivalent der ererbten Energie als Basis für Lebenskraft, -ablauf, -dauer, Fruchtbarkeit (Nebenniere – Endokrinum)
- Die Substanz Jing wird im Laufe des Lebens in Nieren-Qi umgewandelt, durch die »verdampfende« Wirkung des Nieren-Yang. Nieren-Yin und Jing sind die materielle Basis des Nieren-Yang, der Basis von allem Yang des Körpers

Qi-Richtung: zieht das Qi nach unten (Lunge schickt Qi nach unten). Pathologie: Husten, Dyspnö

Blut: materielle Basis des Nieren-Qi und Blut, fördern einander wechselweise

Wasserhaushalt: Trennung von reiner und unreiner Flüssigkeit: Reine Flüssigkeit wird nach oben zurück zur Lunge, unreine Flüssigkeit nach unten zur Blase geschickt

❐ *Psychischer Aspekt:*

❐ *Emotionen:*

❐ *Äußerer Faktor:*

❐ *Jahreszeit:*

❐ *Himmelsrichtung:*

❐ *Wandlungsphase:* Stagnation, Bewahren

❐ *Farbe:*

❐ *Körperoberfläche:* N-Meridian – wo verläuft er?

❐ *Aroma:*

❐ *Element:*

❐ *Schmerzcharakter:*

Organspezifische Reaktion: Kreuzschmerzen, Sexualstörungen. Stuhl- und Harnanomalien (Flüssigkeitshaushalt, Kontrolle der unteren Öffnungen), Respirationsstörung – inspiratorische Dyspnoe. Nieren-Yang-Mangel: allgemeiner Energiemangel. Nieren-Yin-Mangel: fehlende Kontrolle von aufsteigendem Yang – Kopfschmerz, Schwindel. Mangel an Jing – »Essenz«: Kind: Entwicklungsstörungen, Erwachsene: Sexualstörungen, brüchige Knochen, schlechte Zähne und zerebraler Substanzverlust.

2 Physiologie der Frau

2.1 Uterus

Die Gebärmutter hat im Chinesischen sehr viele verschiedene Bezeichnungen. Eine davon lässt sich mit »Der schützende Palast« übersetzen, ein weiterer sehr schöner Begriff ist »Der Palast des Kindes«.

Der Uterus entspricht dem unteren Elixierfeld (Dan Tian) bei Frauen, welches bei Männern den »Raum des Spermas« beherbergt.

Die Gebärmutter gehört zu den so genannten 6 außerordentlichen Yang-Organen. Diese haben die Form eines Yang-Organs, aber die Funktion eines Yin-Organs.

Zwischen Uterus und Niere gibt es eine Verbindung, die als Uterusleitbahn (Bao Luo) bezeichnet wird.

Außerdem hat der Uterus auch eine Beziehung zum Herzen, das so genannte Uterusgefäß (Bao Mai).

Für eine normale Menstruation und Fertilität sind daher eine gute Nierenessenz und gutes Herzblut notwendig. **Beispiel**: Bei Herzblut-Mangel kann das Herz-Qi nicht zum Uterus hinab steigen. Wenn die Nierenessenz im Mangel ist, kann die Menstruation nicht eintreten. Also kann ein Mangel in Herz oder Niere zu Unfruchtbarkeit oder Amenorrhö führen.

Zum »Uterus« gehören in der Chinesischen Medizin weiterhin die Eileiter und die Ovarien. Das bedeutet, dass die »Gebärmutter« und im Besonderen die Niere verantwortlich für all die Funktionen sind, die in der westlichen Medizin dem Uterus, den Tuben und den Ovarien zugeordnet werden.

2.2 Die Physiologie der Menstruation

Die erste Regelblutung (Menarche) tritt in den Industrieländern im durchschnittlichen Alter von 12,8 Jahren auf. Eine Menarche vor dem 10. Lebensjahr wird als zu früh, eine nach dem Alter von 16 Jahren als verspätet bezeichnet.
Die Menopause tritt mit durchschnittlich 50 Jahren ein. Vor dem 35. Lebensjahr wird sie als zu früh, nach dem 55. Lebensjahr als zu spät definiert.
Der Menstruationszyklus hat eine durchschnittliche Dauer von 21 bis 36 Tagen. Die Dauer der Regel beträgt zwischen 3 und 7 Tagen. In dieser Zeit verliert die Frau durchschnittlich 30 bis 80 ml Blut. Die Farbe des Blutes sollte dabei dunkelrot sein, am Anfang etwas heller, in der Mitte dunkler und am Ende der Regelblutung rosafarben. Es sollten sich keine Klumpen bilden und das Blut sollte nicht koagulieren, dabei weder zu dünn noch allzu dick sein.
Die Regelmäßigkeit des Zyklus ist von herausragender Bedeutung. Das heißt, ein unregelmäßiger Zyklus ist insgesamt schwieriger zu behandeln als ein regelmäßiger Zyklus, auch wenn beide die gleiche Pathologie, z. B. Dysmenorrhö aufweisen. Anhand dieser Tabelle können wir leicht ersehen in welcher Zyklusphase die sinnvollste Behandlung der jeweiligen Pathologie stattfinden sollte.

Regelblutung	Postmenstruell	Zyklusmitte	Prämenstruell
Menstruation	Follikelreifung	Eisprung	Lutealphase
Blut bewegt sich	Leere von Blut und Yin	Blut und Yin füllen Ren Mai und Chong Mai auf	Yang Qi nimmt zu Leber Qi steigt auf
Blut bewegen, wenn zu schwache Regel. Blutung stoppen, wenn zu starke Regel	Blut und Yin nähren (Leber und Niere)	Essenz nähren	Bei Yang-Mangel, Yang tonisieren, bei Qi-Stagnation Leber-Qi bewegen

2.3 Menstruation und innere Organe

2.3.1 Niere

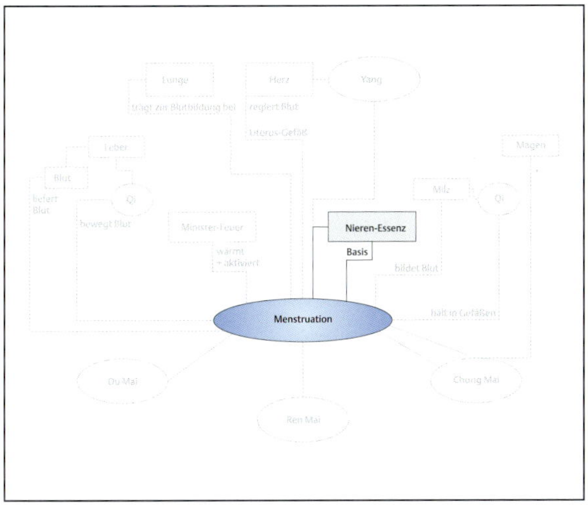

Die Niere ist die Wurzel der vorgeburtlichen Essenz und des Ursprungs-Qi, sie speichert die Essenz. Die Essenz ist die Basis für die Bildung des Menstruationsblutes.

Das Menstruationsblut das auch als »Himmlisches Gui« bezeichnet wird, unterscheidet sich also vom üblichen Blut. Original-Zitat von Fu Qing-Zhu: »Das Menstruationsblut ist kein Blut, sondern himmlisches Wasser, das von der Niere stammt, es ist die Essenz des äußersten Yin und das Qi des äußersten Yang. Es ist rot wie Blut, aber es ist kein Blut. Deshalb wird es Himmlisches Gui genannt. »[So] hat die Bildung des Nierenwassers [und somit des Menstruationsblutes] nichts mit Herz, Leber und Milz zu tun, sondern nur die Umwandlung des Nierenwassers wird durch Herz, Leber oder Milz vollbracht.«

Im Gebiet zwischen den beiden Nieren entspringt das Feuer des »Tors der Vitalität«; es ist der Ursprung des »Minister-Feuers«, das zum Yang-Aspekt der Niere gehört. Das Minister-Feuer ist u.a. notwendig, damit die Menstruation einsetzen kann.

2.3.2 Leber

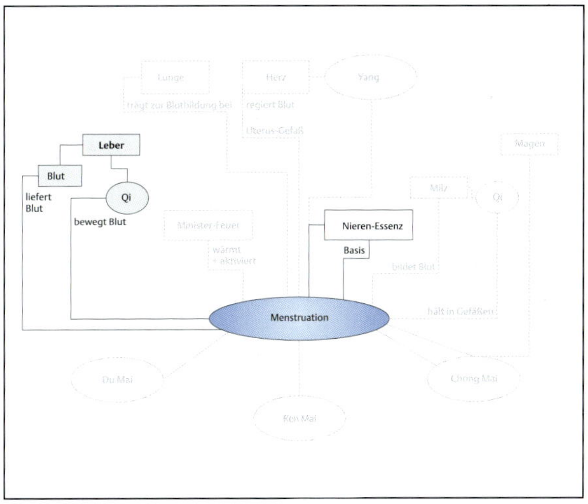

Die Leber ist in der Menstruationsphysiologie von herausragender Bedeutung, da sie eine direkte Beziehung über das Blut zum Uterus hat. Die Gebärmutter speichert das Blut und dieses kommt zum Großteil von der Leber. Auch die Leber gilt als Blutspeicher, wenngleich das Leber-Blut nicht identisch ist mit dem Uterus-Blut. Trotzdem haben Leber-Blut-Syndrome einen direkten Einfluss und eine Analogie in der Uteruspathologie.

Das Leber-Qi hat die wichtige Aufgabe das Blut zu bewegen. Dieses muss vor allem in der prämenstruellen Phase glatt funktionieren, damit es nicht zu Symptomen einer Leber-Qi-Stagnation kommt. Leber-Blut und Leber-Qi repräsentieren den Yin- bzw. Yang-Anteil der Leber und müssen sich gegenseitig umfassen. Auf Dauer wird die Pathologie des einen immer auch zur Pathologie des anderen führen.

2.3.3 Milz

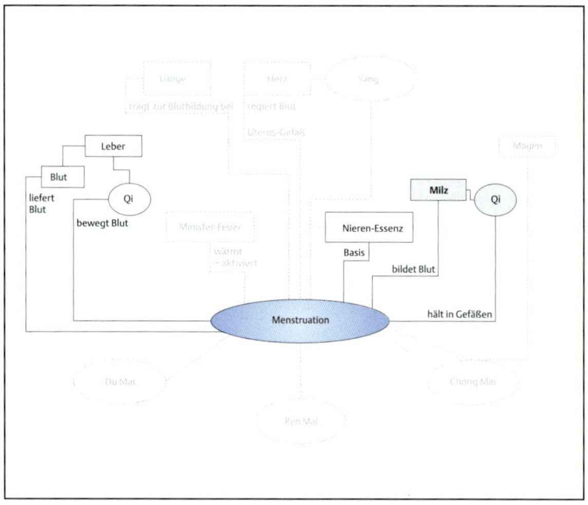

Die Milz produziert das Blut das dann in der Leber gespeichert wird. Bei allen Störungen des Blutes, muss man also immer auch an die Milz denken. Die Milz bildet auf der einen Seite die Basis für das Menstruationsblut, auf der anderen Seite auch die Basis für die Brustmilch.

Das Qi der Milz ist sowohl für die Physiologie als auch für die Pathologie der Frau sehr wichtig. Das Milz-Qi hat an sich eine aufsteigende Bewegung, wodurch die Organe an ihrem Platz gehalten werden. Bei einem Absinken des Milz-Qi kann es deshalb zu einer Gebärmuttersenkung oder einer Blasensenkung kommen.

Das Milz-Qi muss darüber hinaus das Blut in den Gefäßen halten. Bei einer Schwäche kann es leicht zur Entwicklung von blauen Flecken kommen bzw. in der Gynäkologie zur Menorrhagie (vom Leere-Typ).

2.3.4 Herz

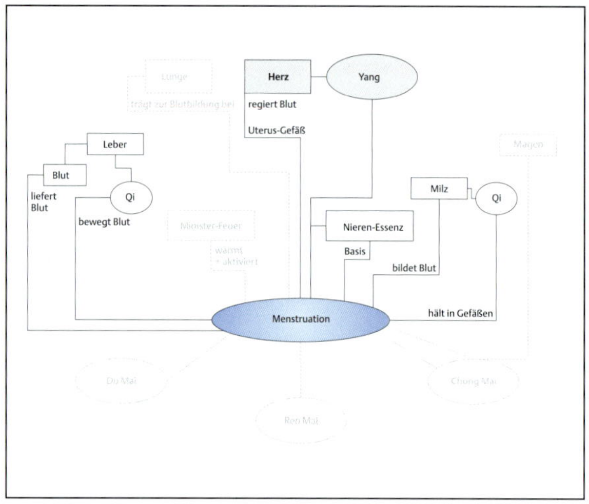

Das Herz regiert das Blut und hat deswegen einen allgemeinen Einfluss auf das Blut. Außerdem ist das Herz über das Uterusgefäß (Bao Mai) mit der Gebärmutter verbunden. Durch diese Verbindung des Herzens mit der Gebärmutter kann man verstehen warum emotionale Belastungen einen direkten Einfluss auf die Funktion der Menstruation haben. Umgekehrt kann ein Blutmangel der Gebärmutter, z. B. postpartal, das Herz so beeindrucken, dass es zu Depressionen kommt.

2.3.5 Lunge

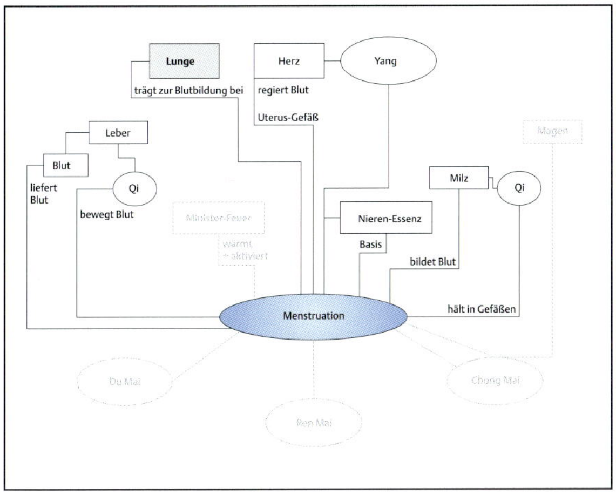

In der Physiologie der Frau, speziell der der Menstruation, hat die Lunge eine geringe Rolle. Die Lunge ist für die Beherrschung des Qi zuständig, bei einer Pathologie dieser Funktion kann es auch zu Wirkungen auf die Gebärmutter kommen. **Beispiel**: Qi-Mangel der Lunge in Kombination mit Milz-Qi-Mangel führt zu Uterusprolaps. Ansonsten gibt es noch den Zusammenhang, dass Trauer (die Emotion der Lunge) die Menstruation beeinflussen kann und bis hin zu Amenorrhö führt.

2.3.6 Magen

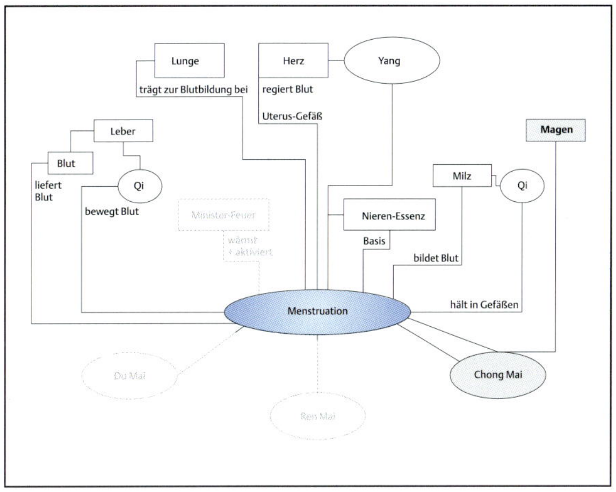

Der Magen ist über das Durchdringungsgefäß (Chong Mai) mit der Gebärmutter verbunden. Dies erklärt, warum es in der Frühschwangerschaft zu morgendlicher Übelkeit kommen kann.

Der Magen ist die Quelle von Qi und Blut, denn er hat zusammen mit dem Dünndarm und dem Dickdarm die Aufgabe, aus der Nahrung die primären Bestandteile herauszufiltern, die für die Bildung von Blut und Qi notwendig sind. Daher ist also die Quelle des Menstruationsblutes, die Kombination der Arbeit von Milz und Magen.

Weiterhin stellt der Magen deshalb auch das erste Organ dar, das für die Bildung der Muttermilch notwendig ist. Da der Magenmeridian durch die Brüste läuft gibt es eine weitere wichtige Verbindung zwischen Magen, Magenmeridian und Brustproblemen (vgl. auch 2.4).

Du Mai: Als wichtigstes Yang-Gefäß hat der Du Mai seine Aufgabe bezüglich der Menstruation in der Auslösung der Ovulation und des Beginns der Menstruation.

Ren Mai: Er reguliert den Uterus und ist wichtig für Empfängnis, Fruchtbarkeit, Schwangerschaft, Pubertät und Menopause.

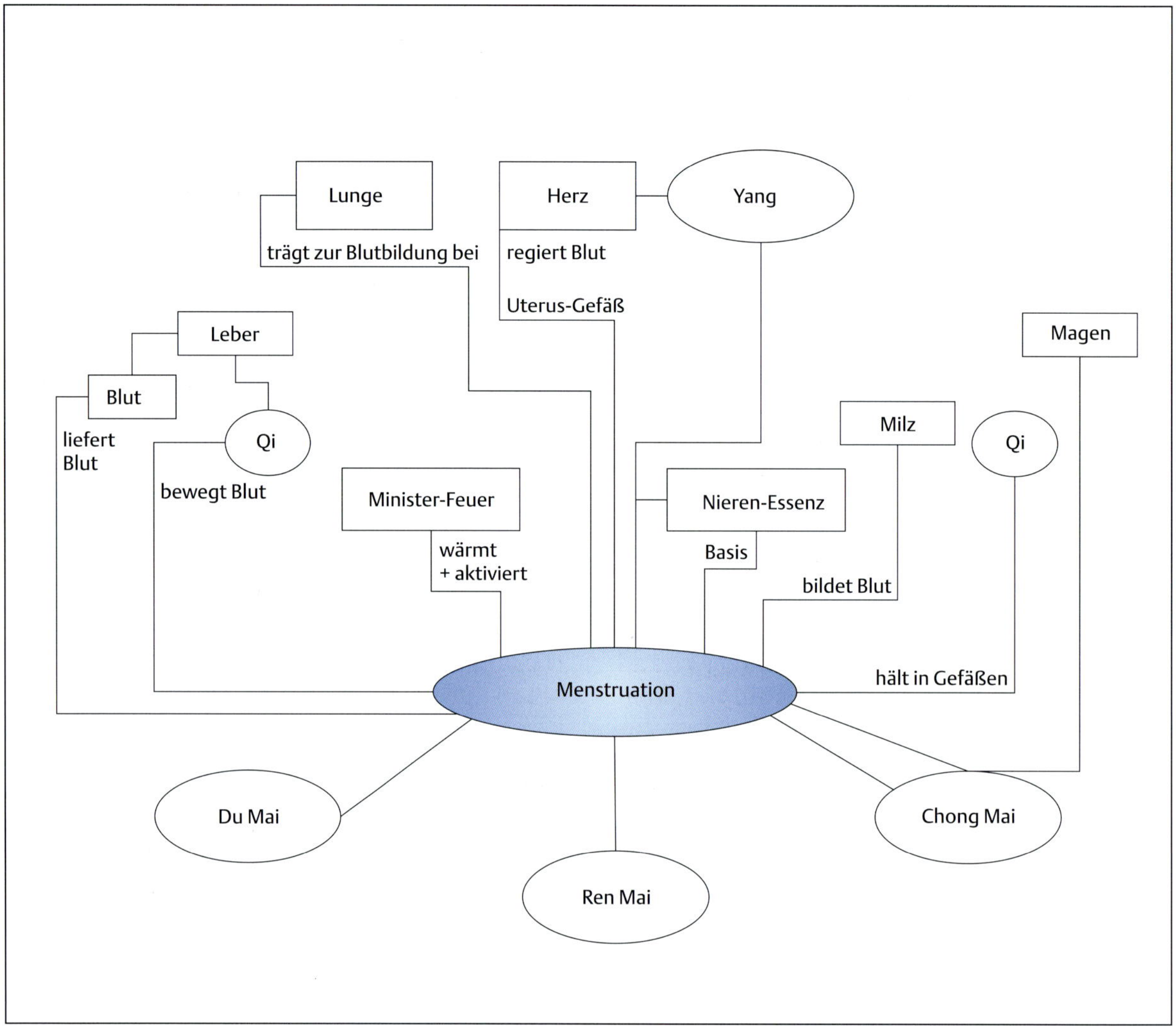
Lunge
trägt zur Blutbildung bei
Herz
regiert Blut
Uterus-Gefäß
Yang
Leber
Blut
liefert Blut
Qi
bewegt Blut
Minister-Feuer
wärmt + aktiviert
Nieren-Essenz
Basis
Milz
bildet Blut
Qi
hält in Gefäßen
Magen
Menstruation
Du Mai
Ren Mai
Chong Mai

2.4 Menstruation und außerordentliche Gefäße

Die außerordentlichen Gefäße sind nicht direkt mit den inneren Organen verbunden, sie dienen dem Körper als Reservoir. Wenn die 12 Hauptmeridiane in Fülle sind, können die außerordentlichen Gefäße die Überschüsse aufnehmen, im Falle einer Leere der 12 Hauptmeridiane, können die außerordentlichen Gefäße diese Leere wieder füllen.
Außerdem können die außerordentlichen Gefäße pathologische Faktoren absorbieren. Sie schützen dadurch die inneren Organe, können aber selbst dadurch in pathologische Zustände geraten. Wenn über lange Zeit Leere in den Hauptmeridianen besteht, können dadurch auch die außerordentlichen Gefäße in Leere geraten.
Die außerordentlichen Gefäße unterliegen nicht den Gesetzmäßigkeiten der 8 Leitkriterien und können auch nicht wie die inneren Organe diagnostiziert werden (keine speziellen Puls-, Zungen-Bilder etc.)
Die außerordentlichen Gefäße stellen ein Vehikel für Jing dar. Jing ernährt die Struktur des Körpers, die Materie. Also können die außerordentlichen Gefäße für die Versorgung der ihnen zugeordneten Körperregionen verwendet werden, sowie bei strukturellen Problemen.
Die außerordentlichen Gefäße werden auch als Seen bezeichnet und die Hauptmeridiane als Flüsse.
Die außerordentlichen Gefäße zirkulieren Jing durch den ganzen Körper, wodurch sie eine tiefgehende energetische Wirkung haben. Sie ernähren die Gewebe des Körpers und kontrollieren die mentalen und physischen Zyklen der menschlichen Entwicklung.
Normalerweise dauert es Monate bis Jahre bis ein pathogener Faktor sich in einer Pathologie der außerordentlichen Gefäße niederschlägt.
Um die richtige Diagnose einer Pathologie eines außerordentlichen Gefäßes festzustellen, muss man die genauen Wirkspektren der außerordentlichen Gefäße verstehen.

Bezeichnung der 8 außerordentlichen Gefäße

- Du Mai = Lenkergefäß (Der General)
- Ren Mai = Konzeptionsgefäß (Empfängnisgefäß)
- Chong Mai = Penetrationsgefäß, Durchdringungsgefäß, »Meer des Blutes«
- Dai Mai = Gürtelgefäß
- Yang Qiao Mai = Yang-Fersengefäß
- Yin Qiao Mai = Yin-Fersengefäß
- Yang Wei Mai = Bewahrer des Yang, Yang-Verbindungsgefäß
- Yin Wei Mai = Bewahrer des Yin, Yin-Verbindungsgefäß

»Paarbeziehungen«

Öffnungspunkt	Gefäß	Verwandtschaft	Körperregion
MP4 Pe6	Chong Mai Yin Wei Mai	Vater Mutter	Herz, Brust, Magen
Dü3 Bl62	Du Mai Yang Qiao Mai	Ehemann Ehefrau	Genick, Ohren, Schultern, Arme, Rücken
Gb41 3E5	Dai Mai Yang Wei Mai	Männlich Weiblich	Schläfen, hinter den Ohren, Schulter, Außenseite des Körpers
Lu7 Ni6	Ren Mai Yin Qiao Mai	Gastgeber Gast	Kehle, Brust, Lunge, Zwerchfell, Bauch, Gesicht

Nur Ren Mai und Du Mai haben eigene Punkte. Die anderen benutzen die Bahnen einiger Hauptmeridiane. Außer Jing zirkulieren sie auch Qi und Wei-Qi (Abwehr-Qi im Körper).
In der Gynäkologie sind Chong Mai und Ren Mai besonders wichtig, weiterhin Du Mai, Dai Mai, Yin Qiao Mai und Yin Wei Mai. Ihre Wichtigkeit in der Gynäkologie erhalten sie durch ihre Fähigkeit zu regulieren und zu tonisieren, sie beeinflussen Menstruation, Ovulation, Empfängnis, Schwangerschaft und Geburt sowie die Menopause.

Verwendung

Es gibt verschiedene Techniken der Anwendung:

- Nadelung des Öffnungspunktes (= Kardinalpunkt, Schlüsselpunkt), dann Nadelung des gekoppelten Öffnungspunktes und evtl. weiterer Punkte auf diesem außerordentlichen Gefäß. Entfernung der Nadeln in umgekehrter Reihenfolge.
- Erst Öffnungspunkt, dann ergänzende Punkte, dann den Kopplungspunkt.
- Erst Öffnungspunkt, dann verschiedene Punkte die nicht auf dem ausgewählten außerordentlichen Gefäß liegen, zum Schluss Ankopplungspunkt.
  In diesem Falle kommt es zu einer Vermischung der Behandlung der außerordentlichen Gefäße und der Behandlung nach Syndromleere bzw. nach den 5 Elementen. Dies führt zu einer mangelnden Klarheit.

Öffnungs- und Ankopplungspunkte werden niemals sediert; neutrale oder tonisierende Technik verwenden.
Nach der Behandlung der außerordentlichen Gefäße sollte man eine Woche bis zur nächsten Behandlung warten um den Erfolg absehen zu können.

Wann verwendet man die außerordentlichen Gefäße?

- Gleichzeitige Probleme in mehreren Leitbahnen (Fähigkeit der Pufferung von Energieüberflüssen und Energiestagnationen).
- Komplizierte Zustände: Ein außerordentliches Gefäß beeinflusst viele Leitbahnen, Organe etc. gleichzeitig.
- Störung eines inneren Organs aber einer anderen Leitbahn gleichzeitig **Beispiel**: Chong Mai: Beziehung zu Nieren und Beziehung zu rebellierenden Magen-Qi.
- Verwirrende Bilder von Hitze-Kälte, Leere-Fülle: **Beispiel:** Chong Mai: Qi nach oben führt zu Hitze nach oben, Qi unten fehlt, was zu kalten Füßen führt.
- Einige psychische Störungen: vor allem Du Mai, Yang Qiao Mai, Chong Mai und Yin Wei Mai.
- Einige neurologische Störungen: vor allem Du Mai und Dai Mai.

2.4.1 Chong Mai = Durchdringungsgefäß

Schlüsselpunkt bzw. Öffnungspunkt: MP4
Verlauf: Wahrscheinlich beginnt der Verlauf des Chong Mai in den Nieren, von dort aus fließt er in die Genitalregion. Vom Punkt Ren1 aus verlaufen verschiedene Zweige:

- Ein tiefer Zweig von Ren1 bauchwärts Richtung Wirbelsäule, an dieser entlang.
- Ein zweiter Zweig folgt dem Hauptgefäß des Ren Mai, von Ren1 bis zu Ren4 und tritt dann bei Ni11 in den Hauptmeridian der Niere ein, verläuft dann über den Bauch bis zur Ni21. Mit weiteren, von dort ausgehenden kleinen Verzweigungen.
- Von Ni27 verläuft der Chong Mai weiter zur Kehle und verbindet sich dort mit dem Ren Mai, steigt dann weiter aufwärts zum Gesicht und umkreist die Lippen.
- Herabziehende Sekundärgefäße: Von Ni11 zweigt ein Sekundärgefäß ab, das über die Innenseite der Ober- und Unterschenkel zieht, es verläuft weiter hinter dem Innenknöchel und verteilt sich dann in der Fußsohle (dieser Verlauf ist wichtig für das Verstehen der Pathologie in der Menopause, Hitze im Kopf und Kälte in den Füßen, bei rebellierendem Qi im Chong Mai).
- Von Ni11 zieht ein weiteres Gefäß über Ma30 an der Innenseite des Oberschenkels zur Innenseite der Wade hinunter, fließt weiter zum Innenknöchel und zur großen Zehe usw.

Der Chong Mai heißt auch das »Meer des Blutes« er hat einen starken Einfluss in der Gynäkologie besonders auf die Menstruation. Er kontrolliert alle Aspekte der Menstruation.
Weiterhin kontrolliert er (wegen seinem Verlauf) die Funktion der Brust.

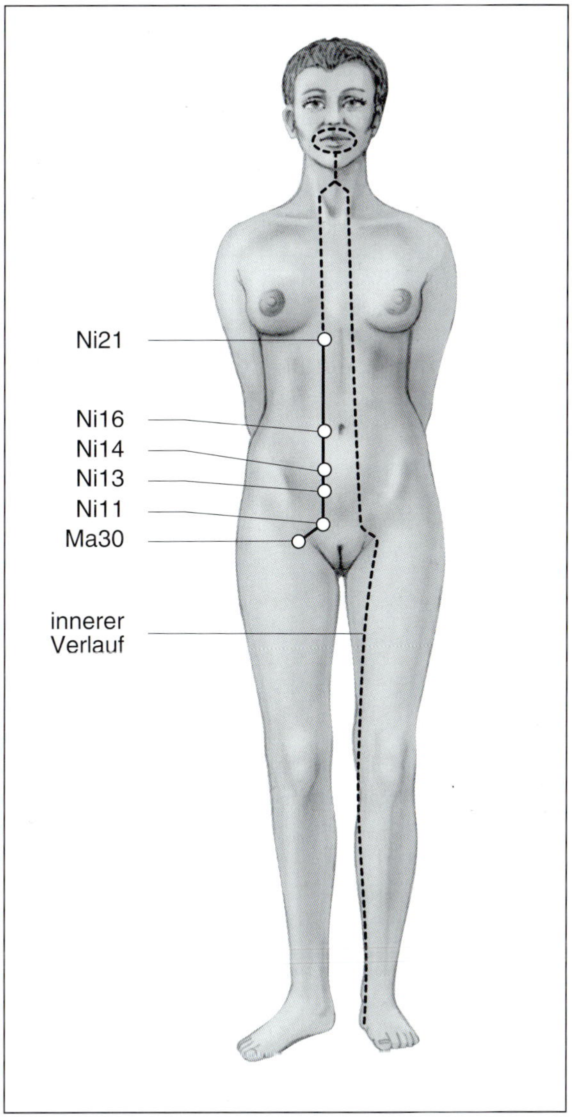

Chong Mai
Übersicht der wichtigsten Pathologien der Frau (vgl. Auch S.26 bis 31)

2.4.2 Ren Mai = Konzeptionsgefäß

Öffnungspunkt: Lu7

Verlauf: Es gibt verschiedene Quellen dazu, wahrscheinlich beginnt der Ren Mai im unteren Becken bzw. im Uterus. Es gibt auch die Meinung, dass der Ren Mai in den Nieren beginnt und von dort zu den Urogenitalorganen zieht. Einigkeit besteht darüber, dass der Ren Mai bei Ren1 an die Oberfläche kommt. Von dort aus zieht er entlang der vorderen Mittellinie des Körpers über die Schamhaare zum Bauchnabel (Ren8), verläuft weiter über den Bauch und den Brustkorb zur Kehle (Ren23) und von dort aus zum Kinn und beendet seinen oberflächlichen Verlauf schließlich bei Ren24. Von hier aus gibt es kleine Gefäße die um die Lippen und das Zahnfleisch herumziehen. Auf diesem Weg vereinigt sich der Ren Mai mit dem Du Mai (bei Du28). Außerdem gibt es eine weitere Verzweigung um die Mundwinkel, wo sich der Ren Mai dann mit dem Magen-Meridian trifft.

Funktion in der Gynäkologie: Das Ren Mai-Gefäß nährt das Blut und das Yin und Yin und Essenz der Niere. Weiterhin reguliert es den Uterus und stärkt diesen, fördert die Empfängnis, stabilisiert die Schwangerschaft, regelt die Niederkunft, fördert die Bildung der Muttermilch und reguliert den Zyklus.

Vergleich: Ren Mai und Chong Mai.

Ren Mai:
Empfängnis, Fruchtbarkeit, Schwangerschaft, Pubertät, Menopause nährt besser Yin.
Chong Mai:
Menstruationszyklus, nährt und bewegt besser Blut.

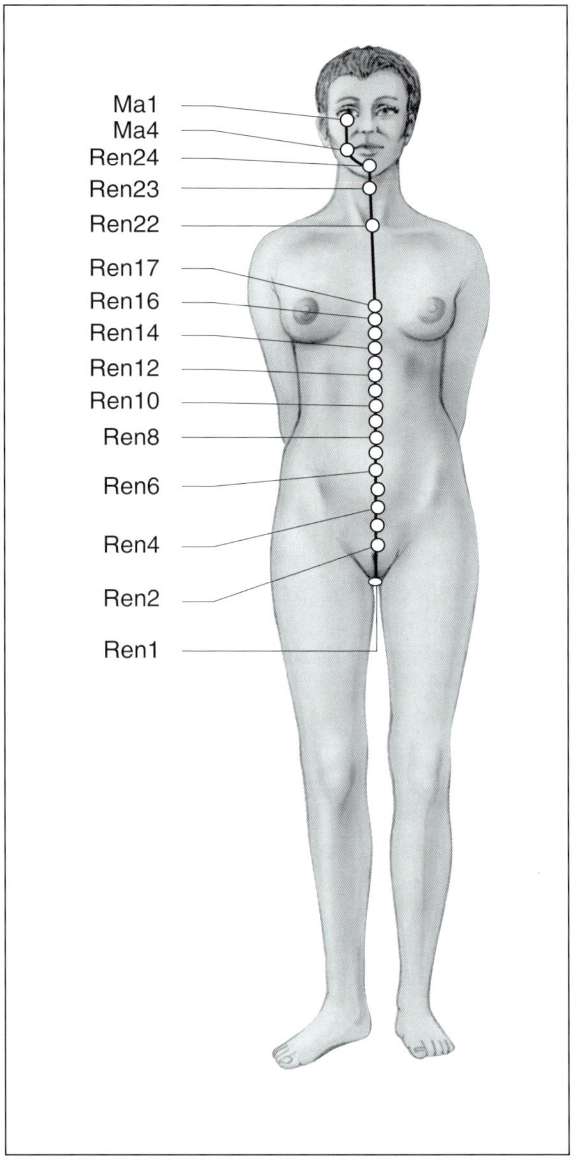

Ren Mai

2.4.3 Du Mai = Lenkergefäß

Öffnungspunkt: Dü3

Verlauf: Auch hier wird der Beginn des Gefäßes verschieden diskutiert. Es gibt Meinungen, dass der Du Mai im unteren Teil des Abdomens, nämlich im Zentrum des Schambeins beginne, andere Quellen sagen, dass das Lenkergefäß am Punkt Du1 beginnt. Einigkeit besteht darüber, dass es von Du1 über die Wirbelsäule zu Du16 aufsteigt, von dort in das Gehirn eindringt und weiter bis zum Vertex und zu Du20 zieht. Von dort aus läuft es weiter über die Stirn bis zur Nasenspitze und in das Filtrum und beendet seinen Oberflächenverlauf bei Du28. Auch der Du Mai hat wichtige Zweig- und Nebengefäße.

- Ein Abdominalgefäß zweigt ab und folgt dem Milz-Muskel-Meridian bis zum Nabel, verbindet sich weiterhin mit dem Blasen-Muskel-Meridian und zieht dann zum Hals und zum Gesicht, wo er mitten in das Auge eindringt und bei Bl1 endet.
- Ein weiterer Abdominalast zieht von den Genitalien zum Rektum, läuft um das Gesäß herum, verbindet sich mit dem Blasen-Muskel-Meridian und zieht über den Kopf auch bis zur Bl1.
- Ein Dorsalgefäß zieht dicht neben dem Blasen-Muskel-Meridian zum Kopf, wo es sich ebenfalls bei Bl1 mit den anderen Zweigen vereinigt. Von dort aus folgt es dem Hauptmeridian der Blase zum Hals, fließt über den Rücken zu Bl23 und dringt schließlich in die Nieren ein.
- Weitere Zweige verlaufen am Rücken, am Hals, verteilen sich ins Gehirn oder vereinigen sich mit dem Magen-Muskel-Meridian.
- Ein Luo-Gefäß steigt neben der Wirbelsäule auf zu Du16, verteilt sich über den Schädel, geht dann über die Schultern mit einer Verbindung des Blasen-Meridians wieder nach unten und zieht bis zur Genitalgegend, wo es sich mit dem Nieren-Meridian vereinigt.

Der Du Mai hat in der Gynäkologie seine Wichtigkeit bei einer ausgeprägten Schwäche des Yang und des Feuers am »Tor der Vitalität« (Mingmen). Man kann ihn häufig in Kombination mit dem Ren Mai bei Frauen anwenden.

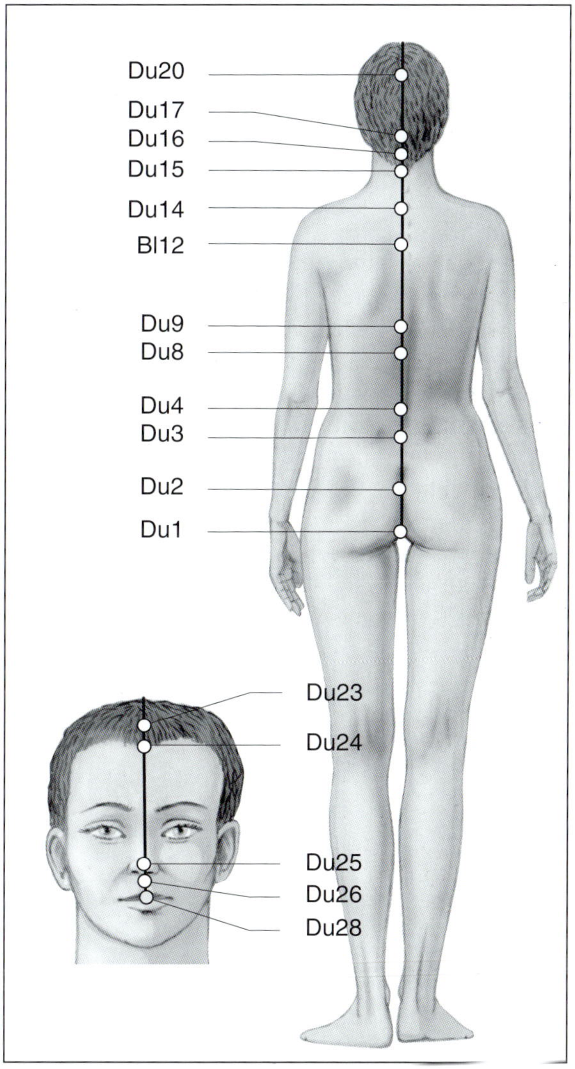

Du Mai

Funktionen in der Gynäkologie: Für Lumboischialgien ist er zuständig, wenn diese von der Mittellinie ausgehen. Er hat einen starken Einfluss auf emotionale und mentale Zustände, da einer der abdominalen Zweige des Du Mai auch durch das Herz verläuft. Das Lenkergefäß (Du Mai) verbindet Nieren, Herz und Gehirn: Die Niere hat die Essenz für die Basis der Drei Schätze, das Herz ist die Behausung des Geistes und auch das Gehirn ist die Behausung des Geistes. Daher sein starker Bezug und auch seine Verwendung, z. B. bei Depressionen.

2.4.4 Dai Mai = Gürtelgefäß

Öffnungspunkt: Gb41
Verlauf: Wie schon sein Name sagt, verläuft das Gürtelgefäß gürtelförmig um den Körper. Es entspringt am freien Ende der 11. Rippe am Punkt Le13 und fließt von dort aus weiter zum Punkt Gb26, umkreist die Taille wie ein Gürtel. Seine Hauptaufgabe besteht im Halten der Essenz. Durch seinen horizontalen Verlauf hat er einen Einfluss auf alle Meridiane die über das Abdomen verlaufen.
Funktion in der Gynäkologie: Sein Einsatz in der Gynäkologie ist vor allem der Bereich der Zyklusunregelmäßigkeiten und der Dysmenorrhö sowie der Leukorrhö (s. Kap. 3 Pathologie).

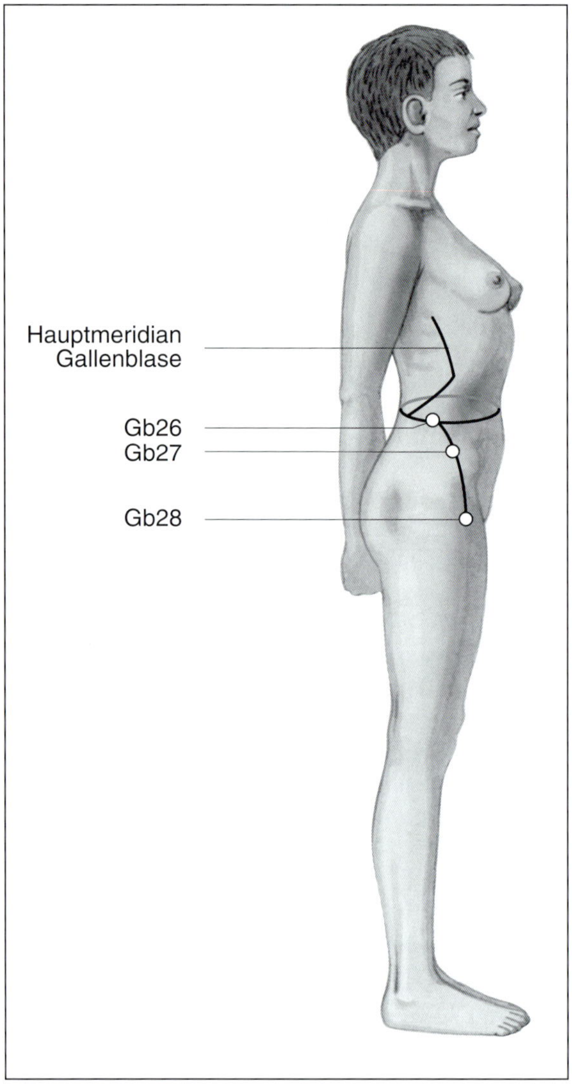

Dai Mai

2.4.5 Yin Qiao Mai = Yin-Fersengefäß

Öffnungspunkt: Ni6
Verlauf: Der Yin Qiao Mai beginnt am Fuß bei Punkt Ni2, fließt dann weiter zu Ni6 und Ni8, verläuft dann an der Innenseite des Beines nach oben und dringt in den Genitalbereich ein. Von hier aus zieht er tief durch den Bauch- und Brustraum bis zu Ma12, vereinigt sich mit Ma9 und zieht schließlich über das Gesicht zu Bl1.
Funktion in der Gynäkologie: Die Funktion des Yin Qiao Mai besteht darin Yin-Überschüsse zu absorbieren. Das heißt, sein Einsatz in der Gynäkologie ist vor allem bei Indikationen mit Fülle-Muster sinnvoll.

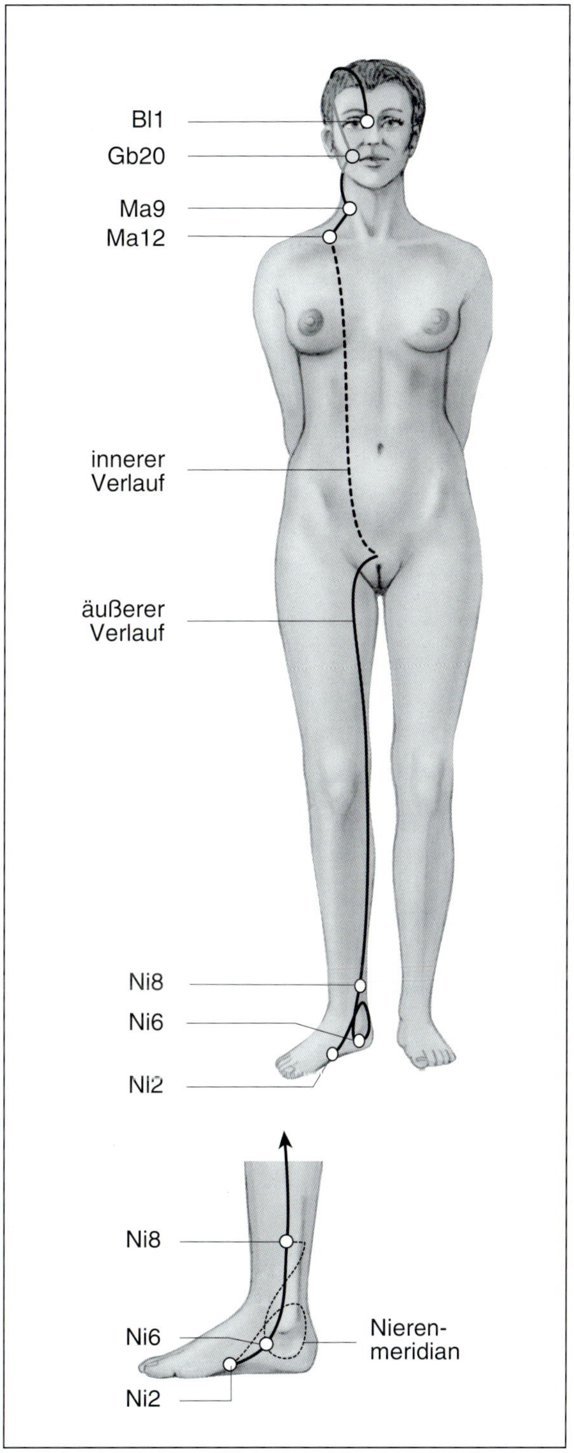

Yin Qiao Mai

2.4.6 Yin Wei Mai = Yin-Verbindungsgefäß

Öffnungspunkt: Pe6
Verlauf: Der Ursprung des Yin Wei Mai liegt im Hauptmeridian der Nieren und beginnt bei dem Punkt Ni9. Von dort aus fließt er über den Oberschenkel zu Mi13 und verbindet sich bei Mi15 und Mi16 mit dem Hauptmeridian der Milz. Er zieht seitlich weiter über die Rippen zu Le14, über die Brust zu Ren22 und endet bei Ren23.
Funktion in der Gynäkologie: Der Yin Wei Mai ist besonders gut geeignet um das Blut bei Frauen zu nähren und um den Geist zu beruhigen.

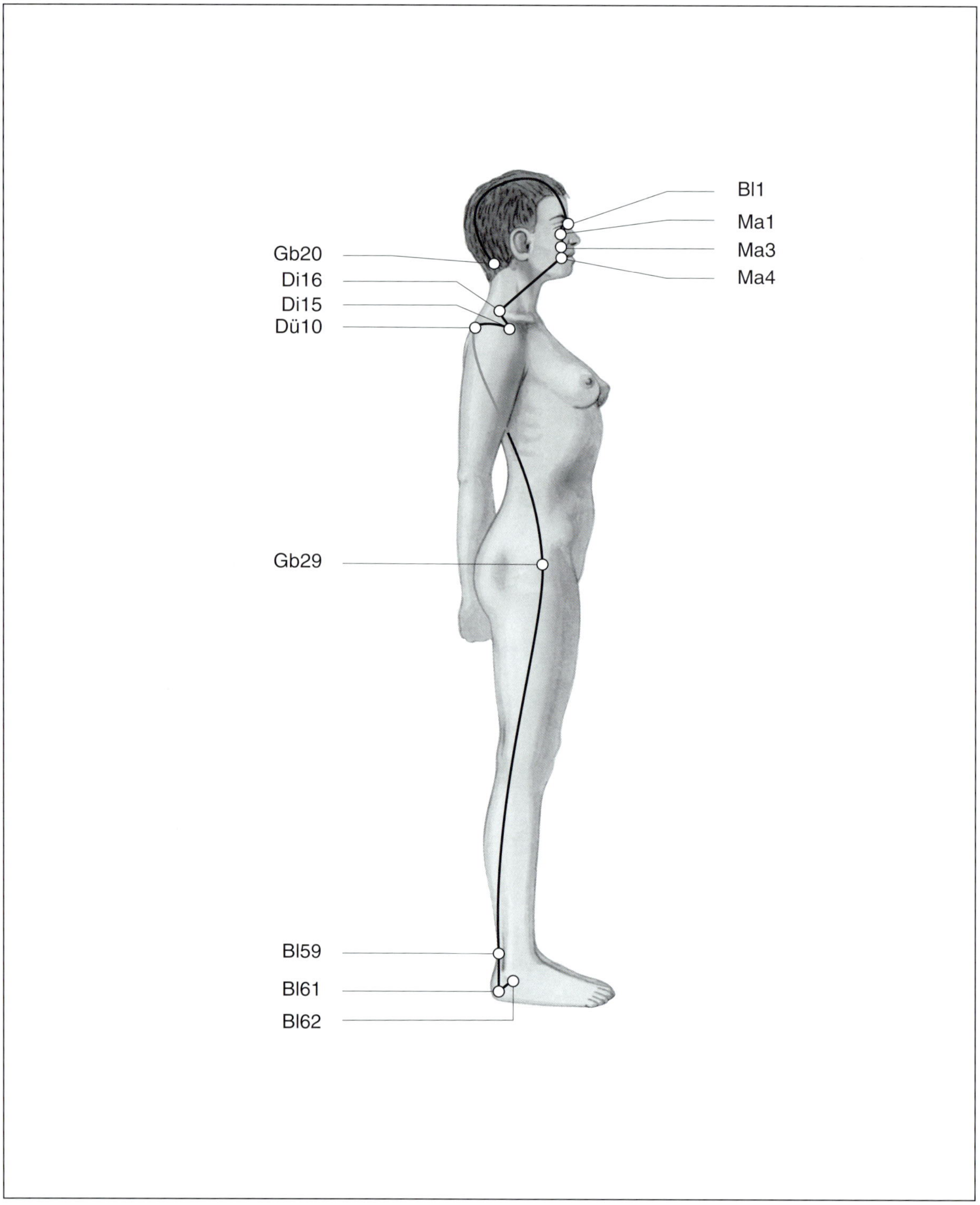

Yang Qiao Mai

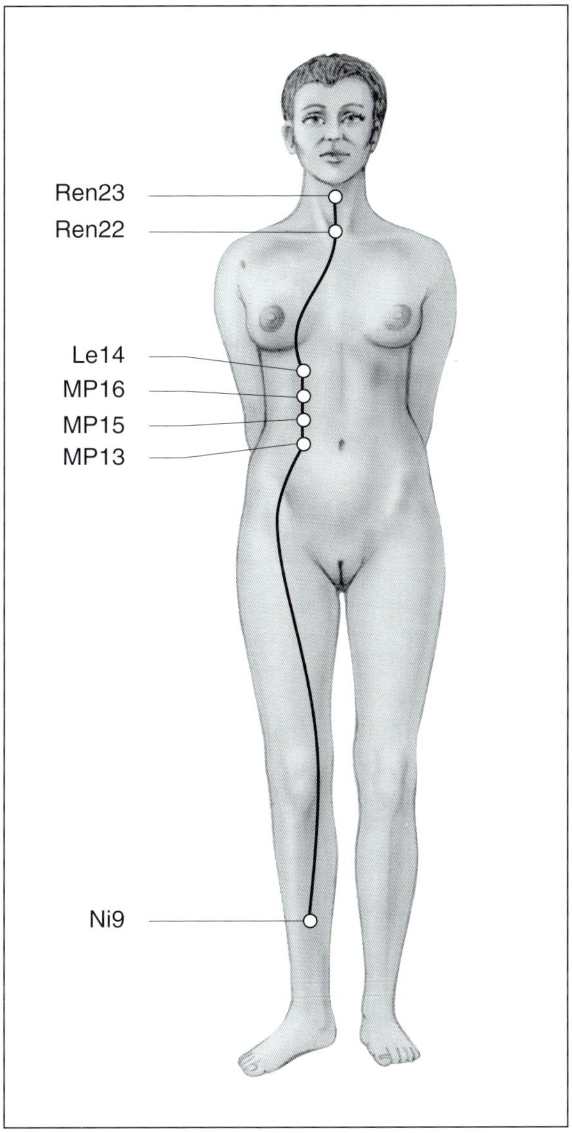

Yin Wei Mai

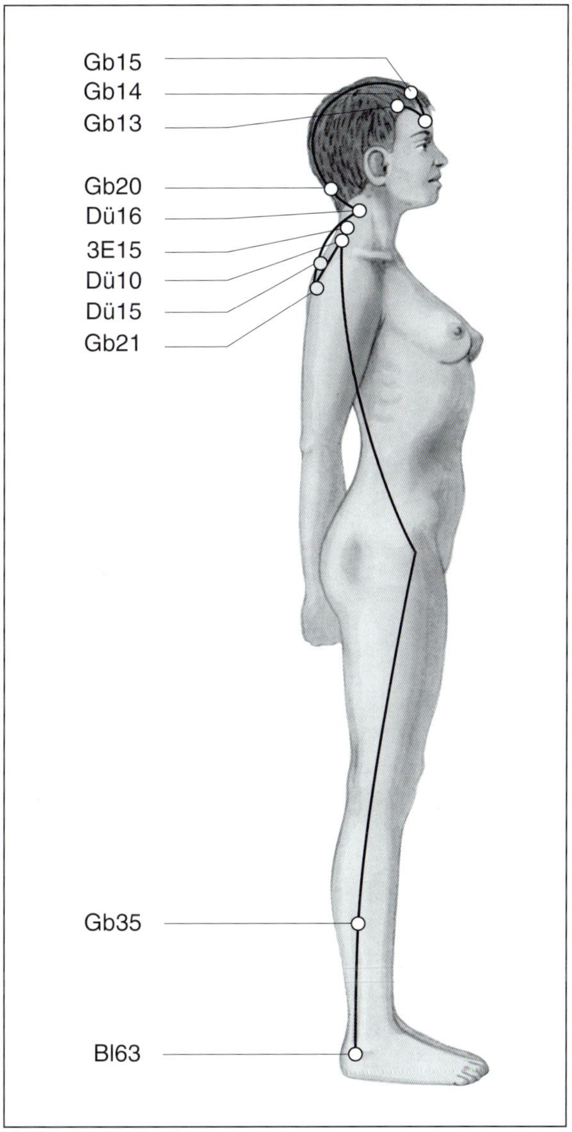

Yang Wei Mai

2.5 Empfängnis

Für die Empfängnis ist eine ausreichende Versorgung mit Blut und Essenz notwendig. Weiterhin ein guter Zustand von Niere und Leber sowie des Chong Mai und des Ren Mai. Das sind alles Faktoren, die von der Mutter abhängen. Aber auch der Vater steuert etwas bei. Die Empfängnis hängt also auf der einen Seite von den Yin-Essenzen, von Blut und Essenz ab, auf der anderen Seite von der Yang-Energie des Feuers am »Tor der Vitalität«. Das ist auch das so genannte formlose Minister-Feuer, das untrennbar mit dem Wasser verbunden ist.

Auch die Körperseele der Mutter, die von Yin-Natur ist und in der Lunge aufbewahrt wird, spielt eine wichtige Rolle. Aus dieser Körperseele wird bei der Empfängnis die Körperseele des Fetus gebildet.

Man kann also sagen, die mütterlichen Energien haben für die Konzeption einen stärkeren Einfluss als die des Vaters. Das bedeutet weiterhin, dass die ererbte Konstitution eines Babys nicht nur von den Nieren der Eltern abhängt, sondern auch von der Lunge der Mutter.

2.6 Schwangerschaft

Die Schwangerschaft ist gekennzeichnet, dass die Regel ausbleibt und sich Veränderungen im Durchdringungs- und Konzeptionsgefäß auf den Körper auswirken. Die Schwangerschaft als Ganzes ist ein Yin-Zustand (monatlicher Blutfluss bleibt aus und stetige Zunahme der Flüssigkeiten).

Die Niere wird einerseits beansprucht, weil ihr Qi und ihre Essenz den Fetus nähren. Andererseits führt das Ausbleiben der Menstruation dazu, dass wertvolles Blut, also eine wertvolle Körperflüssigkeit, gespart wird, was sowohl den Körper der Mutter als auch den des Kindes nähren kann.

In der Schwangerschaft wird also Blut in Essenz umgewandelt, deshalb sehen Schwangere häufig besonders gut aus. Frauen mit schon vorbestehenden Nieren-Qi-Mangel dagegen, können durch die Schwangerschaft weiter geschwächt werden.

2.7 Menopause

Die Wechseljahre sind dadurch gekennzeichnet, dass die Nierenenergie abnimmt und Ren Mai und Chong Mai geschwächt und entleert werden. Weiterhin kommt es zum allgemeinen Eintrocknen der Flüssigkeiten und des Blutes.

Wie treffend die Einsichten der auf die Lehre des Tao zurückgehenden Beobachtungen sein können, zeigt folgender Text über die biologischen Entwicklungsabschnitte der beiden Geschlechter, mit dem die »Unbefangenen Fragen« weitergeführt werden:

»Der Fürst: ›Wenn der Mensch im Alter keine Kinder mehr haben kann, liegt dies an der Erschöpfung seiner konstitutionellen Kraft oder an der Wirkung natürlicher Zahlenverhältnisse‹? – Darauf der Graf von Qi: ›Beim Weib ist mit sieben Jahren die Energie der Nierenleitbahn füllig, der Zahnwechsel tritt ein, die Haare wachsen. Mit zwei mal sieben Jahren setzt der natürliche Zyklus ein, der Energiefluss im Ren Mai wird durchgängig, der im Chong Mai wird füllig, die Monatsregel beginnt zu fließen, die Empfängnisfähigkeit ist gegeben. Mit drei mal sieben Jahren entfaltet sich die aktive Energie der Nieren-Leitbahn ausgeglichen, deshalb treten die Weisheitszähne hervor, und das Längenwachstum (der Knochen) erreicht seinen Höhepunkt. Mit vier mal sieben Jahren haben sich die Nervus (das sind die Sehnen und Muskeln, d.h. die Antriebselemente des Bewegungsapparates) sowie die Knochen gefestigt, das Haarwachstum erreicht seinen Höhepunkt, der Körper erscheint füllig und kraftvoll. Mit fünf mal sieben Jahren verfällt die Energiefülle der Dickdarm- und Magen-Leitbahn. Das Gesicht beginnt zu welken, die Haare beginnen auszufallen. Mit sechs mal sieben Jahren ist die Energiefülle aller drei Yang-Leitbahnen im oberen Teil des Körpers verfallen: Das Gesicht ist durchaus verwelkt, und die Haare beginnen zu ergrauen. Mit sieben mal sieben Jahren ist die Energie des Ren Mai, die des Chong Mai verfallen und vermindert, der himmlische Zyklus erschöpft, die irdischen Wege sind nicht mehr durchgängig. Darum verfällt die Gestalt, und die Fähigkeit Kinder zu haben, ist dahin.‹«

3 Die Pathologie der Frau

3.1 Innere Organe

3.1.1 Niere

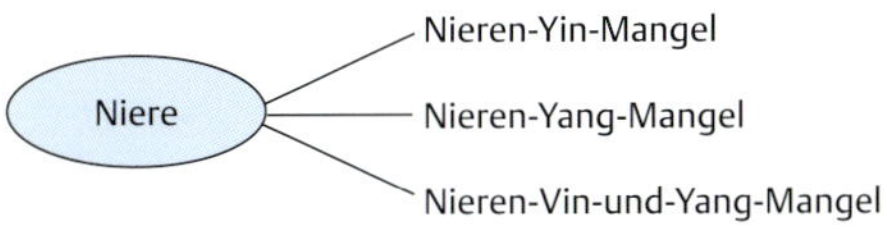

Da die Niere die Essenz beherbergt und die Essenz im Laufe des Lebens kontinuierlich abnimmt, sind die Nierenmuster Mangelzustände.
Durch die Dreierbeziehung von Blut, Uterus, Niere lässt sich der häufige Zusammenhang zwischen Pathologien des Menstruationszyklus und der Niere erklären. Häufig liegt eine Yin- und eine Yang-Schwäche gleichzeitig vor. In so einem Falle zeigt uns die Zunge welche der beiden Schwächen im Vordergrund steht. Die kombinierte Störung von Yin- und Yang-Mangel kommt besonders häufig zwischen dem 40. und 50. Lebensjahr bei Frauen vor.
Auf Dauer führt der Mangel des einen auch zum Mangel des anderen.
Beim Nieren-Yang-Mangel kommt es zu Rückenschmerzen, häufigem Blasen-Harndrang, geschwollenen Knöcheln, kalten Füßen und einer blassen Zunge. Beim Nieren-Yin-Mangel kommt es zu Hitzewallungen, zu Nachtschweiß, Schwindelgefühl und ebenfalls zu Rückenschmerzen.
In der Gynäkologie zeigen sich folgende Nierenmuster: Nieren-Yang-Mangel, Nieren-Yin-Mangel, Nieren-Schwäche mit überwiegendem Yin-Mangel.
Nieren-Yin-Mangel (Nährung von Herz, Essenz, Leber und Niere)
Nieren-Yang-Mangel (Nieren-Yang, Chong Mai, Uterus, Leberblut)
Kalte Extremitäten (entsteht auch bei Yang-Mangel, Qi-Stagnation)
Kälte im Uterus
Qi-Mangel (»Blut ist Mutter des Qi«)

3.1.2 Leber

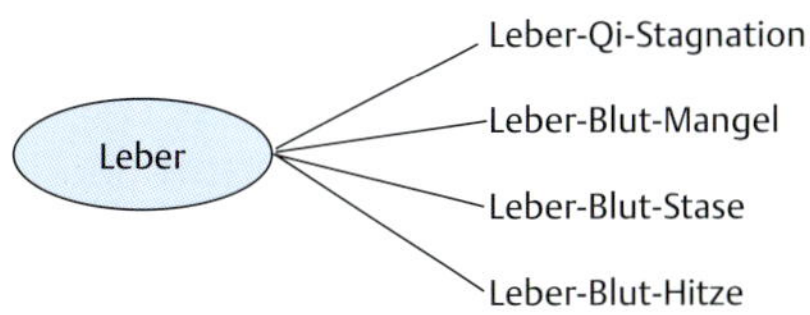

Lebermuster treten in der Gynäkologie häufig in Kombination mit anderen Lebermustern auf, seltener mit Mustern anderer Organe.
Die Leber ist vom Wesen her »unruhig«, leicht erregbar. Daher neigt die Leber vor allem zu Fülle-Syndromen.

Leber-Qi-Stagnation (Fülle): Das Leber-Qi bewegt das Blut, also sieht man die Stagnation des Leber-Qi besonders gut prämenstruell, in Form von Spannung der Brüste, Reizbarkeit, Depression etc. eventuell mit unregelmäßigen Zyklen oder Dysmenorrhö. Häufig kommt die Stagnation zusammen vor mit dem **Aufsteigen des Leber-Yang**, das Kopfschmerzen während der Regelblutung verursachen kann.
Wenn Leber-Qi lange stagniert, kann sich dadurch **Leber-Feuer** entwickeln, was wiederum zu **Blut-Hitze** führen oder das Yin verletzen kann. Verletztes Yin kann sich zu **Leere-Hitze** entwickeln.
Bei der Leber ist es wichtig Qi (Yang-Aspekt) und Blut (Yin-Aspekt) zu harmonisieren.

Leber-Blut-Mangel: Er kommt häufig vor. Die Leber speichert das Blut und versorgt die Gebärmutter zusammen mit dem Chong Mai mit Blut. Durch den monatlichen Blutverlust unter anderen Faktoren, kommt es leicht zu Blutmangel. Dadurch können Infertilität, Oligo-, Hypo- und Amenorrhö entstehen, es kann zu Trockenheit von Haut und Haaren kommen. Leber-Blut-Mangel kann ebenfalls zu aufsteigendem **Leber-Yang** führen, zu **Wind-Hitze** in der Haut (mit Trockenheit und Jucken).

Weitere Folgen von Leber-Blut-Mangel sind:

Herz-Blut-Mangel (Mutter-Sohn-Regel)

Leber-Blut-Stase (zu wenig Blut bewegt nicht genug)

Leber-Qi-Stagnation: (Yin (Blut) konnte Yang (Qi) nicht halten).

Leber-Blut-Stase: entsteht aus Leber-Qi-Stagnation, seltener Leber-Blut-Leere und ist Ursache schmerzhafter Regelblutungen mit dunklem, klumpigem Blut. Häufig tritt eine Besserung der prämenstruellen Schmerzen mit Einsetzen der Blutung ein. Leber-Blut-Schwäche kann auch zu abdominalen Resistenzen wie Zysten oder Myomen führen, weiterhin Beeinträchtigungen des Geistes (**Beispiel**: Wochenbettdepression).

Leber-Blut-Hitze: entsteht nach langer Qi-Stagnation oder direkt durch emotionale Belastungen/Ernährungsfehler. Leber gehört zu Holz, das Holz trägt Feuer in sich, kann leicht erregt werden, Feuer wird angefacht. Leber-Blut-Hitze drängt Blut aus den Blutgefäßen was zu Fülle-Menorrhagie führen kann.

3.1.3 Milz

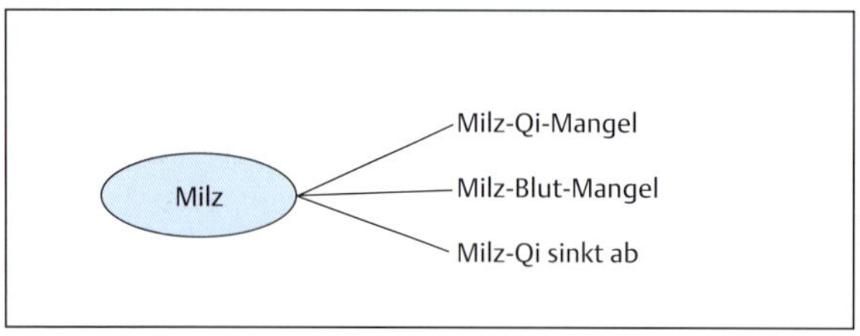

Milz-Qi-Mangel: Milz-Qi ist Quelle von Qi und Blut, bei Mangel kann Blutmangel entstehen. Weiterhin kann sich durch zu wenig Zirkulation Nässe bilden. Wenn das Qi das Blut nicht halten kann, kann dies Ursache einer Leere-Menorrhagie sein. Ein Mangel von Milz-Qi führt dazu, dass die Organe nicht am Platz gehalten werden.

Milz-Blut-Mangel: Eine schwache Milz produziert kein Blut, Leber wird beeinträchtigt. Daraus entsteht Leber-Blut-Mangel – also bei Leber-Blut-Mangel auch die Milz mit tonisieren.

Absinkendes Milz-Qi: Eine Art von Milz-Qi-Mangel mit Folge von Uterus- oder Blasensenkung bzw. -vorfall.

3.1.4 Herz

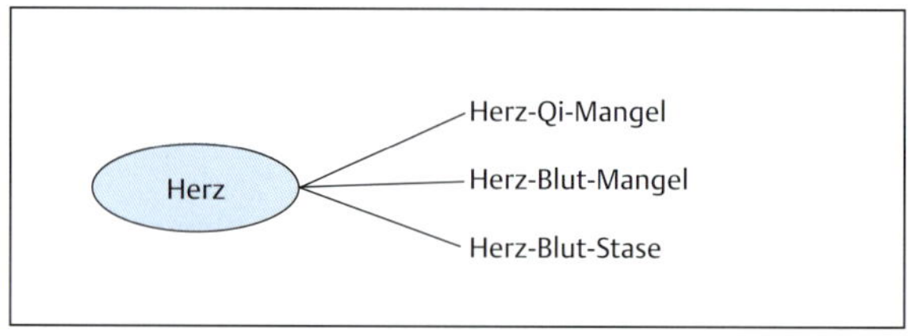

Das Herz ist über das Uterusgefäß (Bao Mai) mit der Gebärmutter verbunden. Es spielt eine Rolle bei der Menstruationsblutbildung. Das Herz beherbergt den Geist und reguliert das Blut, daraus folgt: mentale und emotionale Probleme haben unmittelbaren und starken Einfluss auf die Menstruation, Schwangerschaft etc.

Herz-Feuer: Entsteht aus Qi-Stagnation. Das Feuer kann nach unten schlagen und Ren Mai und Chong Mai beunruhigen, was zu starken Regelblutungen und »Überfluten und Durchsickern« führen kann. Andererseits kann es unten übermäßigen Fluor vaginalis verursachen (evtl. Jucken, Geschwüre), oben Herz und Mund bedrängen.

Herz-Yin-Mangel und Leere-Hitze: Nach langer Traurigkeit kann dies zu Menorrhagie führen. Überarbeitung schwächt auch das Herz-Yin, es kann zu Amenorrhö kommen.

Herz-Qi rebelliert nach oben: Durch Grübeln und Sorgen wird das Herz beunruhigt. Das Uterusgefäß kann verlegt werden und dadurch zu Unfruchtbarkeit kommen.

Herz-Blut-Hitze in der Schwangerschaft: Kann durch Sorgen entstehen, was zu komplizierten Geburten führen kann, denn Qi und Blut fließen nach oben statt nach unten.

Qi- und Blut-Mangel des Herzens: Wenn Qi und Blut vom Herzen nicht gut nach unten zu Niere und Uterus fließen. Folge: Amenorrhö, Hypomenorrhö, Oligomenorrhö.

Herz-Blut-Stase: Wenn Herz-Blut stagniert kann es nicht ordentlich zum Uterus nach unten fließen; es kann zu Zyklusunregelmäßigkeiten und Dysmenorrhö kommen.

3.1.5 Lunge

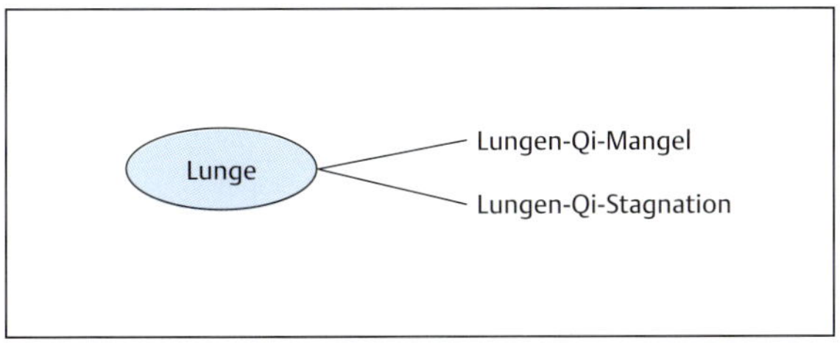

Die Lunge spielt keine große Rolle in der Pathologie der gynäkologischen Erkrankungen. Es gibt **Lungen-Qi-Mangel,** meist zusammen mit Milz-Qi-Mangel und **Lungen-Qi-Stagnation** (durch emotionalen Stress) meist zusammen mit Leber-Qi-Stagnation.

3.1.6 Magen

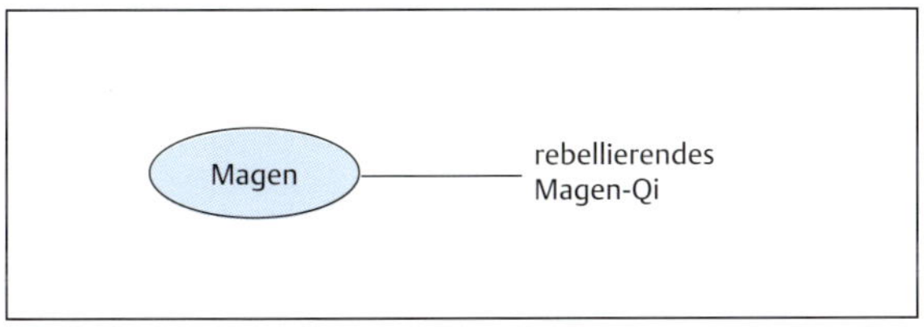

Über die Verbindung des Uterus und des Chong Mai zum Magen, kann es bei Rebellion im Chong Mai auch zu einer **Magen-Qi-Rebellion** kommen. Das führt zu Schwangerschaftsübelkeit und prämenstrueller Übelkeit.

3.2 Pathologie von Qi und Blut

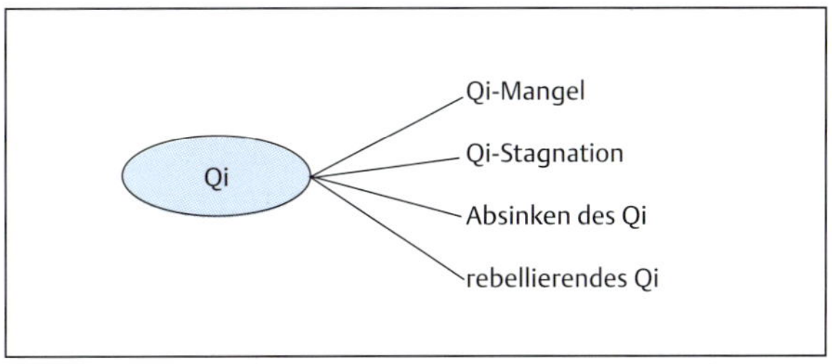

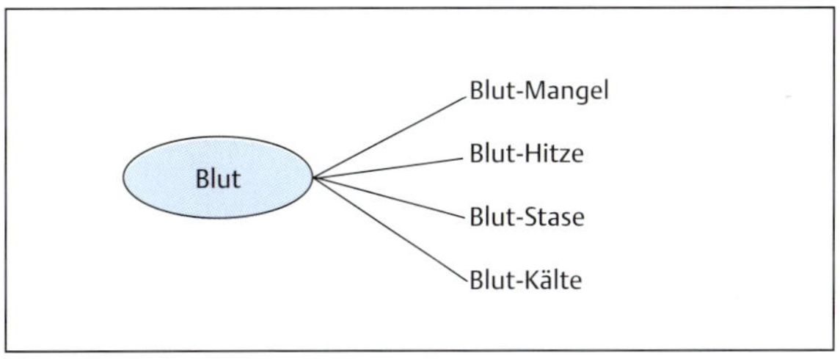

Qi und Blut können typische Pathologien entwickeln, die jedoch häufig in einem speziellen Organ auftreten.

Qi-Mangel: Am häufigsten in Form von Milz-Qi-Mangel, seltener als Qi-Mangel der Lunge oder des Herzens (s.d.).

Qi-Stagnation: Typischerweise liegt eine Leber-Qi-Stagnation vor, da dieses Organ am anfälligsten dafür ist. Seltener gibt es auch eine Lungen-Qi-Stagnation.

Absinken des Qi: Allermeistens tritt ein Absinken des Qi auf. Manchmal in Kombination mit einer Nierenschwäche.

Rebellierendes Qi: Qi hat in jedem Organ oder Gefäß eine physiologische Richtung, bei Umkehr/Rebellion kommt es zu Störungen der Physiologie, z.B. Chong Mai, Leber: PMS, mit Übelkeit, Erbrechen.
Chong Mai: Schwangerschaftsübelkeit.

Blut-Mangel: Kann in Organen auftreten, die etwas mit dem Blut zu tun haben, häufig Leber (»Leber speichert Blut«), gelegentlich Herz (»Herrscher des Blutes«), Milz (»Station 1 in der Blutproduktion«, in Kombination mit Leber-Blut-Leere).

Blut-Hitze: Sie kann generell den Körper befallen, ansonsten Pathologie der Leber, selten des

Herzens. Blut-Hitze entsteht nach längerer Stagnation oder starkem pathogenem Faktor.

Blut-Stase: Kommt in der Leber und im Herzen und generell vor. Häufig aufgrund einer Vorausgehenden (Qi-)Stagnation, also Fülle; seltener aufgrund eines Blut-Mangels, also Leere.

Blut-Kälte: Kälte befällt den Uterus entweder von außen oder durch Nieren-Yang-Mangel. Das kann zu Blut-Stase mit Unfruchtbarkeit, Oligomenorrhö und Dysmenorrhö führen.

Übersicht der wichtigsten Pathologien der Frau

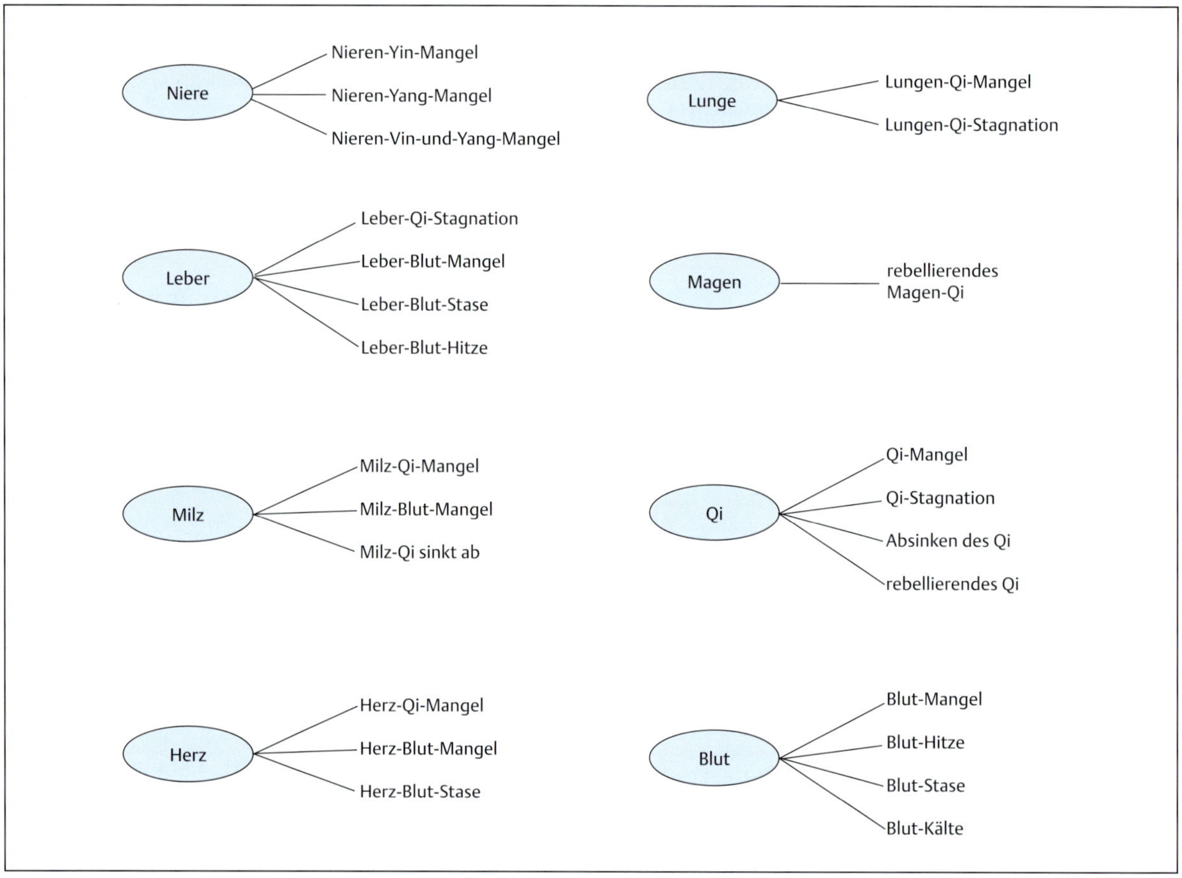

3.3 Die Pathologie der außerordentlichen Gefäße

3.3.1 Chong Mai = Durchdringungsgefäß

Rebellierendes Qi im Chong Mai: Das ist die häufigste Pathologie. Das Qi geht nach oben statt nach unten, es zeigt sich im Thorax durch ein Gefühl von Enge und Druck, sowie im Abdomen mit einer Distension und Schmerzhaftigkeit. Entsteht primär durch emotionale Belastungen oder sekundär durch eine Nieren-Schwäche.

Symptome: Heißes Gesicht und kalte Füße, Palpitationen im Wechsel, morgendliche Übelkeit in der Schwangerschaft, Anfälligkeit gegen äußere pathogene Faktoren während der Menstruation: Das Blut wird verloren, dadurch entleert sich das Chong Mai (»Meer des Blutes«), die Blutverbindungsgefäße versorgen den Raum zwischen Haut und Muskel, hier Anfälligkeit für Krankheiten.

Rebellierendes Qi im Chong Mai kann auch zu Blut-Stase im Chong Mai führen, was wiederum Dysmenorrhö mit sich bringen kann.

3.3.2 Ren Mai = Konzeptionsgefäß

Das Ren Mai-Gefäß kontrolliert den Uterus, Menarche, Fruchtbarkeit, Empfängnis. Schwangerschaft, etc. und bestimmt den 7-Jahres-Rhythmus der Frau. Es ist sehr nützlich um das Yin, sowie das Nieren-Yin zu nähren (z. B. nach Menopause).

Es bewegt das Qi im Unteren Erwärmer, daraus folgt, Einsatz bei Knoten, Myomen (Karzinomen der Gebärmutter).

Sein Verlauf durch den Hals und die Umkreisung des Mundes erklärt seine Anwendung bei trockenem Hals, Zahnfleischbluten und Zahnfleischschwund (vor allem während der Schwangerschaft), Heiserkeit im Kontext mit gynäkologischen Störungen.

3.3.3 Du Mai = Lenkergefäß

Das Du Mai-Gefäß ergänzt das Ren Mai-Gefäß; es zieht zu den äußeren Genitalien. Bei Zeichen von Nieren-Yang-Mangel, Behandlung über das Du Mai sinnvoll (z.B. Amenorrhö, Oligomenorrhö, Infertilität).

Die Verbindung des Du Mai zum Geist, denn das Du Mai verbindet die Niere (Essenz, Basis für Geist), Herz (Behausung des Geistes) und Gehirn (Behausung des Geistes), erklärt die Anwendung des Du Mai bei Depressionen.

3.3.4 Dai Mai = Gürtelgefäß

Der Dai Mai hat eine zurückhaltende Aufgabe. Es gibt zwei Pathologien des Dai Mai.

Mangel: Der Dai Mai wird durch ein Absinken des Qi befallen, was zu Nässe-Hitze nach unten führen kann (Ausfluss), Essenz wird nicht gehalten → Milz-Qi sinkt ab → Leber, Niere, Du Mai, Ren Mai, Chong Mai in Leere → Abortus, vaginaler Ausfluss, Prolaps.

Fülle: Der Dai Mai ist angespannt was zu Völlegefühl im Unterbauch, Schweregefühl im ganzen Körper und Abdomen führen kann (z. B. Dysmenorrhö).

3.3.5 Yin Qiao Mai = Yin-Fersengefäß

Bei einer Fülle-Pathologie im Unteren Erwärmer (z. B. abdominale Resistenzen, Knoten, Zysten, Myome, schwere Geburt, Adhäsionen nach gynäkologischen Op./Hysterektomie, Endometriose Op. etc.) kann das Yin Qiao Mai gut eingesetzt werden.

3.3.6 Yin Wei Mai = Yin-Verbindungsgefäß

Der Yin Wei Mai ist vor allem zum Nähren des Blutes geeignet, weiterhin zum beruhigen des Geistes (wirkt auch aufs Herz), sein Einsatz ist vor allem bei Amenorrhö, Zyklusverzögerungen, Hypomenorrhö unter anderem mit Ängstlichkeit, Depression und Engegefühl im Brustkorb sinnvoll.

4 Ätiologie

Krankheit entsteht aus einem Ungleichgewicht von Yin und Yang. Es gibt viele Faktoren die von innen oder außen auf uns einwirken und ein Ungleichgewicht hervorrufen. Frauen sind während der Regelblutung und nach der Geburt besonders anfällig (Uterus offen, relativer Blutmangel, Anfälligkeit für Kälte etc.).

4.1 Äußere pathogene Faktoren

4.1.1 Kälte

Wind-Kälte befällt den Raum zwischen Haut und Muskeln, besonders leicht während der Menstruation und postpartal, was zu Gelenkschmerzen und Dysmenorrhö führen kann.
Kälte kann auch direkt in die Gebärmutter eindringen und ebenfalls schmerzhafte Blutungen verursachen.

4.1.2 Nässe=Feuchtigkeit

> *Merke: Feuchtigkeit ist immer ein pathogener Faktor in der TCM !*
> *Flüssigkeit dagegen ist die physiologische Substanz nach den Lehren der TCM.*

Die Nässe ist ein sehr wichtiger Faktor in der Gynäkologie. Sie befällt die Beinmeridiane und »kriecht« zum Urogenitalsystem hoch, kann dort zu Ausfluss, schmerzhaftem Eisprung und Dysmenorrhö führen.
Nässe kann zu Nässe-Hitze (innerer Faktor) werden und damit Ursache von abdominalen Resistenzen, Dysmenorrhö, Ovarialzysten, Ausfluss, Unfruchtbarkeit und Menorrhagie sein.

4.1.3 Hitze

Wind-Hitze oder Sommer-Hitze können die Blutschicht befallen, zu Blut-Hitze führen und verstärkte Regelblutungen verursachen.

4.2 Emotionaler Stress

Emotionale Probleme wirken so stark auf die Menstruationsfunktion, weil Emotionen auf das Herz wirken und das Herz durch das Uterusgefäß (Bao Mai) mit der Gebärmutter verbunden ist. Während der Pubertät sind Mädchen besonders verletzlich.
Emotionaler Stress behindert den geschmeidigen Qi-Fluss, es kommt zu Stagnation oder zu rebellierendem Qi. Qi und Blut beeinflussen sich gegenseitig, daraus folgt eine Beeinträchtigung der Menstruation.

4.2.1 Traurigkeit, Trauer

Traurigkeit und Trauer entleeren, Herz und Lunge.
Sie können Herz-Blut entleeren was über das Uterusgefäß die Gebärmutter beeinflusst, mit eventueller Folge von Amenorrhö, Hypomenorrhö und Oligomenorrhö.
Entleerung des Lungen-Qi ergibt mangelnde Blutbewegung, was ebenfalls zu Amenorrhö führen kann.
Geschwächtes Lungen-Qi (oder Milz-Qi) kann Blut nicht halten, es kann zu Menorrhagie kommen. Das Qi fällt nach unten, es kann einen Uterus- oder Blasenprolaps hervorrufen.
Die Traurigkeit kann auch direkt die Leber befallen, die Wanderseele (Hun) ist dann nicht mehr im Leber-Blut verankert, es kann zu Depression kommen und zum Gefühl der Ziellosigkeit.

4.2.2 Sorgen

Sie bewirken Qi-Stagnation in Lunge, Herz und Milz, was zu verspäteten und schmerzhaften Regelblutungen führen kann.
Lungen-Qi-Stagnation kann an Knotenbildung in der Brust beteiligt sein.

4.2.3 Zorn, Frustration, Irritation, etc.

Sie verursachen eine Leber-Qi-Stagnation, was zu unregelmäßigen Blutungen, prämenstrueller Spannung, Dysmenorrhö führen kann.
Qi-Stagnation → Leber-Blut-Stase → schmerzhafte Dysmenorrhö oder abdominale Resistenzen.
Qi-Stagnation → Feuer → Blut-Hitze → Menorrhagie.

4.2.4 Angst

Plötzliche Angst führt zu Absinken des Nieren-Qi.
Chronische Ängstlichkeit führt zu Nieren-Yin-Mangel mit Leere-Hitze und aufsteigendem Qi bzw. Blut.

4.2.5 Schock

Schock entleert das Herz, Milz und die Niere, was zu Amenorrhö und verzögertem Zyklus führen kann.

4.2.6 Schuldgefühle

Sie beeinträchtigen vor allem Herz und Niere und führen zu Stagnation oder absinkendem Qi (später auch Nieren-Qi). Folge: Nach unten drängende Empfindungen, Prolaps von Uterus und Blase, häufiger Harndrang, leichte Inkontinenz.

4.3 Ernährung

Die Ernährung ist die Basis zur Bildung von Blut, Milz und Magen separieren Speisen und Getränke.

4.3.1 Kalte Nahrungsmittel

Sie verursachen Kälte im Uterus, was zu Dysmenorrhö und Infertilität führen kann.
Beispiel: Rohes Obst und Gemüse, eisgekühlte Getränke.
Die Milz braucht trockene und warme Nahrung. Zuviel feuchte (Milchprodukte) und kalte Nahrungsmittel schaden.

4.3.2 Heiße Nahrungsmittel

Führen zu Blut-Hitze, was eine Menorrhagie fördern kann.
Beispiel: Fleisch, Gewürze, Curry, Alkohol (hochprozentig).

4.3.3 Zu wenig/falsch

Vor allem Abmagerungskuren und unausgeglichene vegetarische Ernährung führen zu Blut- und Qi-Mangel, was zu Amenorrhö, Hypomenorrhö und Unfruchtbarkeit führen kann.

4.3.4 Fette Speisen

Führen zu innerer Nässe. Innere Nässe setzt sich im Unteren Erwärmer fest, das führt zu Fluor vaginalis, Dysmenorrhö, Zysten.
Beispiel: Milch, Käse, Butter, Sahne, Eiscreme, Bananen, Erdnüsse, fettes Fleisch, Gebratenes, Süßigkeiten und Zucker.

4.4 Übermäßige, körperliche Arbeit und Betätigung

Physische Arbeit, Training und Sport können Milz, Leber und Niere schädigen, was auf Dauer zu Muskel-, Sehnen- und Knochenbeeinträchtigungen führt. Weiterhin kommt es zu Qi- und Blutstagnation, die wiederum Chong Mai und Ren Mai beeinträchtigen.
Während der Pubertät und in Kombination mit Kälte sind diese Faktoren am schädlichsten. Es kommt häufig zu Dysmenorrhö.
Schweres Heben schädigt die Niere, bewirkt Stagnation im Unteren Erwärmer, was auch zu Dysmenorrhö führen kann.
Übermäßige körperliche Arbeit schwächen Milz und Niere, vor allem während der Menstruation. Das kann eine Menorrhagie vom Leere-Typ hervorrufen.
Zu wenig körperliche Aktivität kann ebenfalls zu Qi-Stagnation führen bzw. eine vorhandene Qi-Stagnation verstärken.

4.5 Überarbeitung

Arbeit über viele Stunden (muss nicht körperlich sein) ohne ausreichende Ruhe, begleitet von unregelmäßigem Essen führt zu Nieren-Yin-Mangel (z.B. Menopausenprobleme und Menorrhagie).

4.6 Schwangerschaft und Geburt

- Anfälligkeit postpartal für Eindringen von Wind, bei zu wenig Ruhe. Mangelnde Erholung führt zu Blut- und Nierenschwäche.
- Großer Blutverlust kann Wochenbettdepression verursachen.
- Bestehende mentale und emotionale Probleme und eine mangelnde Bindung ans Kind, können eine Psychose hervorrufen.
- Bei vorbestehender Blut- und Nierenschwäche ist trotz Ruhe eine Verschlechterung der Probleme möglich.
- Zu viele Kinder in zu kurzen Abständen schwächen die Niere (Abortus zählt genauso).

Die Regelblutung bedeutet einen Energieverlust für die Frau. Heutzutage ist die Schwächung größer als früher, denn die Zyklen beginnen früher und es gibt weniger Schwangerschaften.
Es gibt die Vermutung, dass es eine Korrelation zwischen hoher Anzahl an Menstruationszyklen und der Migration von Endometriumszellen gibt.

4.7 Sexualität

4.7.1 Zu viel Sex

Entleert die Niere und kann zu Amenorrhö, Hypo- und Oligomenorrhöen führen. Bei Frauen passiert dies vor allem, wenn die sexuelle Aktivität sehr früh in der Pubertät begann. Dadurch wird auch der Ren Mai und der Chong Mai geschädigt.
Grundsätzlich gilt aber, dass zu viel Sex vor allem für Männer schädlich ist, denn Männer verlieren bei jeder Ejakulation Nieren-Essenz bzw. Essenz, die nicht wieder aufgefüllt werden kann. Frauen hingegen verlieren beim Sex keine Essenz, sie verlieren ihre Essenz durch Schwangerschaften und Geburten.

4.7.2 Sex während der Regel

Kann zu Stagnation führen, denn die Bewegung des Blutes geht nach unten, beim Geschlechtsverkehr kehrt sich der Qi-Fluss aber nach oben, was zu einem Zusammenstoß der Energien zur Folge hat. Daraus kann Dysmenorrhö (durch Blut-Stase) entstehen.
Sex in den ersten beiden Tagen nach der Regel: Durch die Erregung kann sich die Zervix öffnen und es kann eventuell nochmals zu Blutung bzw. unregelmäßigen Blutungen kommen.

4.7.3 Unzureichender Sex

Wenn das Verlangen da ist, aber kein Sex und kein Orgasmus stattfindet, kann sich das »Minister-Feuer« stauen und zu Blut-Hitze sowie Qi-Stagnation im Unteren Erwärmer führen, was Erregung des Geistes und Dysmenorrhö nach sich ziehen kann.
Zum Teil kommt es auch zu einer Qi-Stagnation im Oberen Erwärmer, weil das Herz nicht befriedigt wird. Das kann zu Depression führen.

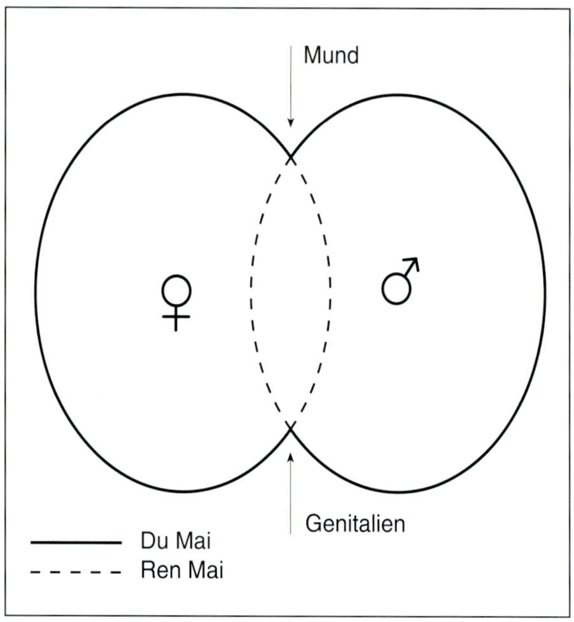

4.7.4 Nutzbringende Aspekte von Sex

Das Zusammentreffen von Frau (Wasser, Yin) und Mann (Feuer, Yang) ist sehr förderlich. Es sind Gegensätze, die sich ergänzen. Während der Vereinigung kommt es zum Energieaustausch. Die Frau nimmt Yang-Energie auf, der Mann nimmt Yin-Energie auf.
Während des Geschlechtsverkehrs ist die Berührung sowohl der Geschlechtsorgane als auch das gleichzeitige Küssen besonders förderlich, denn dann ist der Energie- und Flüssigkeitsaustausch zwischen Du Mai und Ren Mai beider Partner optimal, es wird eine »Brücke« oben und unten gebildet.

4.8 Chirurgische Eingriffe, Hysterektomie

Nach Operationen kommt es häufig zu Stagnation von Qi und Blut und zu Bildung von Adhäsionen.
Hysterektomie:
Die Gebärmutter speichert das Blut. Nach der Hysterektomie entsteht ein gewisser Blut-Mangel. Außerdem kommt es zu Nierenschwäche (Verbindung Uterus – Niere).

- Bei großen Myomen, die die Blutbewegung im Unteren Erwärmer behindern, kommt es nach der Hysterektomie zu einer Besserung. Sonst tritt häufig eine lang anhaltende Müdigkeit auf.
- Vor Hysterektomie Qi-Stagnation: Nach der Hysterektomie Verlegung der Qi-Stagnation auf die nächsten Organe: Blase. Häufig Harnwegsprobleme, »Zystitis«. Wird diese bzw. werden diese mit Antibiotika behandelt, kann es häufig nachfolgend zu Candida-Infektionen kommen.
- Okzipitale Kopfschmerzen. Entstehen eventuell durch die Schädigung der Nierenleitbahn, was zu einer unzureichenden (Nährstoff-) Versorgung des Blasen-Meridians führt und damit zu Schmerzen im Leitbahnverlauf.

4.9 Orale Kontrazeption

Über lange Zeit eingenommen kann es durch die »Pille« zu Blut-Mangel oder Blut-Stase kommen. Daher eventuell eine Amenorrhö, unregelmäßige Blutungen, langer Zyklus.

4.10 Prävention, Hygiene

Aus dem Wissen der Ätiologie kann man einige Verhaltensanregungen für Frauen ableiten:

- Kein Sex während der Menstruation (Qi- und Blut-Stagnation)
- Vorsicht vor Kälte und Feuchtigkeit
- Keine Kälte nach Sex
- Keinen Sex mit voller Blase, Harn niemals zurückhalten
- Kein schweres Heben während der Regel
- Sex während der Schwangerschaft im ersten und dritten Trimenon reduzieren, eventuell enthalten
- Nach der Geburt ausreichend Ruhe
- Schwangerschaft: keine Drogen, kein emotionaler Stress, keine Verletzungen
- Nach der Geburt keine Kälte
- Nicht zu viel und zu lange am Stück arbeiten
- Während der Menstruation möglichst wenig kalte Getränke und Speisen
- Während der Menstruation kein Alkohol, kein Zorn. Blut-nährende Nahrung: Eigelb, Leber, Rindfleisch, Huhn, Möhren, Spinat, Erdnüsse tun gut.
- Während der Menstruation keine sauren Nahrungsmittel (Joghurt, Essig, Orangen, Pampelmusen, Johannisbeeren)
- Während Klimakterium: Gute Nahrungsmittel wie Sellerie, Huhn, Eier, mageres Fleisch, Milch und Sojabohnen.

5 Diagnose

Bei der Diagnose gilt es zwei wichtige Schritte zu unterscheiden. Einmal müssen wir die Erkrankung differenzieren, zum anderen das spezielle Muster der Erkrankung erkennen. Im Chinesischen gibt es dafür zwei verschiedene Ausdrücke.

> *Bian Bing* = *»die Erkrankung differenzieren«* ***Erkrankungssymptom*** *der Chinesischen Medizin.*

Beispiel:
Überfluten und Durchsickern, schmerzhafte Regel etc.

> *Bian Zheng* = ***Muster*** *identifizieren*
> = *Syndrom*

Beispiel:
Leber-Qi-Stagnation, Kälte im Uterus etc.

5.1 Befragung

5.1.1 Menstruation

Durch Einnahme der »Pille« bzw. durch Tragen einer Spirale, kommt es zu Veränderungen der Menstruation. In diesem Fall sollten wir die Patientin nach der Menstruation vor Einnahme der Pille bzw. vor Einlage der Spirale befragen.

Menarche	vor dem 13. Lebensjahr	evtl. Blut-Hitze
	nach dem 16. Lebensjahr	Blut-/Nieren-Schwäche
Zyklus (normal 28–32 Tage, regelmäßig, die ersten beiden Jahre nach Menarche darf Zyklus unregelmäßig sein)	immer zu früh (> 7 Tage zu früh)	Qi-Mangel, Blut-Hitze
	immer zu spät (> 7 Tage zu spät)	Blut-Mangel, Blut-Stase, Kälte-Stase
	unregelmäßig	Leber-Qi-Stagnation, Leber-Blut-Stagnation, Milz-/Nieren-Schwäche
Blutungsstärke (normal 30–80 ml)	verstärkt = sehr starke Blutung =sehr lange Blutung	Qi-Mangel Blut-Hitze
	schwach	Blut-Mangel Kälte-Stase
Farbe	dunkelrot, hellrot	Blut-Hitze
	blass	Blut-Mangel
	schwärzlich, sehr dunkel	Blut-Stase
	purpurfarben	Fülle-Kälte
	bräunlich wie Sojasauce, dünn	Leere-Kälte
Konsistenz (normal: koaguliert nicht, keine Klumpen)	scharlachrot	Leere-Hitze im Blut

Konsistenz Fortsetzung	klumpig, mit dunklen mattfarbenen Klumpen	Blut-Stase Kälte-Stase
	klumpig, dunkel, frisch erscheinend	Hitze
	große Klumpen	Blut-Stase
	kleine dunkle Klumpen, Mensblut selbst nicht dunkel	Kälte-Stase
	wässrig	Blut-Mangel Yin-Mangel
Schmerzen	vor der Regel	Qi-Stagnation Blut-Stase (wird mit Einsetzen der Regel besser)
	während der Regel	Blut-Hitze Blut-Stase
	nach der Regel	Blut-Mangel
	starker, stechender Schmerz	Blut-Stase
	starker, krampfender Schmerz, durch Wärme besser	Kälte-Stase
	geringe Schmerzen	Blut-Hitze Blut-Mangel
	ziehende Empfindung mit geringen Schmerzen	Absinken des Qi
	Schwereempfindung im Unterbauch mit Schmerz	Nässe-Hitze
	Mittelschmerz bei Ovulation	Nässe-Hitze
Prämenstruelles Syndrom	Anspannung, Weinerlichkeit, Depression Abdomen-, Mammadistension	Leber-Qi-Stagnation
	Übelkeit und Erbrechen	stagnierendes Leber-Qi, das den Magen befällt
	Obstipation	stagnierendes Leber-Qi, das Darm und Milz beeinträchtigt
	Kopfschmerzen	Leber-Qi-Stagnation, Aufsteigen des Leber-Yang
	geschwollene und schmerzhafte Mammae	Qi-Stagnation und Schleim
	Flüssigkeitsretention und Ödeme	Milz-Yang- und Nieren-Yang-Schwäche
Kopfschmerzen	während der Regel	aufsteigendes Leber-Yang emporschlagendes Leber-Feuer
	nach der Regel	Blut-/Nieren-Schwäche
Obstipation	während der Regel	Leber-Feuer
	nach der Regel	Blut-/Nieren-Schwäche
Schlafstörungen	während der Regel	Blut-Hitze und Leber-/Herz-Feuer
Durchfall	postmenstruell	Milz-Yang- und Nieren-Yang-Schwäche

5.1.2 Allgemeine Bauchschmerzen

dumpfe Schmerzen	Leere
stark	Fülle
Besserung durch Wärme	Kälte
Besserung durch Druck/Massage	Leere
Verschlechterung durch Druck/Massage	Fülle
messerartig	Blut-Stase
krampfartig, spastisch	Kälte
mit Schweregefühl	Nässe
Schmerzen mit Empfindung, dass es »nach unten zieht«	Absinken des Qi (von Milz/Niere)
Bauchschmerzen mit Ausstrahlung zum Rücken	Nieren-Schwäche
Unterbauchschmerz mit Ausstrahlung zum Rücken	Pathologie des Dai Mai, meist Fülle in Form von Nässe

5.1.3 Vaginaler Ausfluss

Farbe	weiß	Kälte, Milz-Yang/Nieren-Yang-Schwäche, Kälte-Nässe
	gelb	Hitze, meist Nässe-Hitze im Unteren Erwärmer
	grünlich	Nässe-Hitze in der Leber-Leitbahn
	rot und weiß	Nässe-Hitze
	gelb, rot mit weißem Eiter, postmenopausal	toxische Hitze
Konsistenz	wässrig	Kälte-Nässe und/oder Leere-Zustand
	dick	Nässe-Hitze und/oder Fülle-Zustand
Geruch	fischig	Kälte
	nach Leder	Hitze

5.1.4 Fruchtbarkeit und Schwangerschaft

Infertilität	Leere	Schwaches Blut Schwache Niere
	Fülle	Blut-Stase Kälte-Stase Nässe-Hitze
Schwangerschaftserbrechen		rebellierendes Qi im Chong Mai, das die Magen-Leitbahn beeinträchtigt (Magen-Schwäche/Magen-Hitze)
Schwangerschafts-Ödeme		Nieren-Yang-Mangel
Bluthochdruck		Nieren-Schwäche mit aufsteigendem Leber-Yang
Eklampsie		Leber-Wind durch Leber- und Nieren-Schwäche

5.1.5 Niederkunft

Übelkeit und starke Blutung nach der Niederkunft	Erschöpfung Chong Mai
Schwitzen und Fieber nach Niederkunft	Erschöpfung Qi und Blut
Wochenbettpsychose	Blut-Stase im Uterus

5.1.6 Abortus, Interruptio

Die TCM sagt »eine Fehlgeburt ist belastender als eine Geburt«, durch Blutverlust und mentale, emotionale Belastung.
Interruptio schwächt auch, Blutverlust ist aber geringer.

Abortus	1. Trimenon	Nieren-Schwäche
Abortus	später	Absinken des Milz-Qi Leber-Blut-Stase Blut-Hitze

5.2 Fühlen

5.2.1 Puls

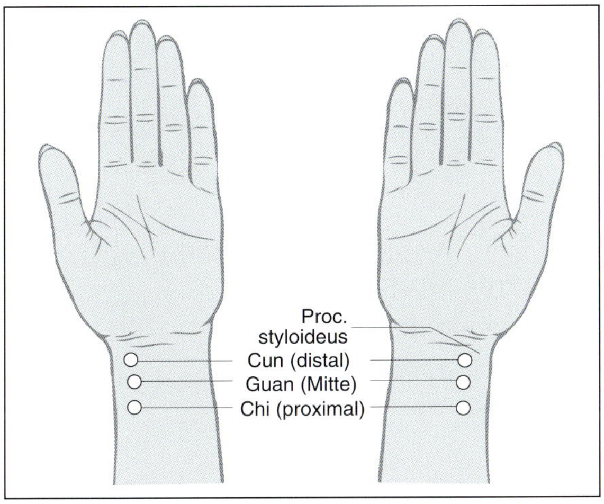

Wichtige aber auch schwierige diagnostische Methode. Gibt Auskunft über energetische Gesamtsituation sowie über energetischen Zustand der einzelnen Organe.
Normalerweise ist der Puls einer Frau insgesamt schwächer als der eines Mannes.
Bei der Frau sollte der Puls auf der rechten Seite etwas stärker sein als links.
Der Puls wird an beiden Aa. radiales gefühlt. An jeder Hand gibt es drei Taststellen für je einen Finger (s. Abb. oben).
Anatomisch orientiert man sich am Proc. styloideus. Die Stelle der Arteria radialis direkt daneben entspricht der mittleren Pulsposition.
Der Puls wird auf verschiedenen Ebenen gefühlt:

Ebenen	Zuordnung	Technik
oberflächlich	Qi Yang	leicht
Mitte	Blut	mittelstark
tief	Yin	stark

Die mittlere Ebene ist in der Gynäkologie besonders wichtig, weil sie Informationen über den Zustand des Blutes gibt.

Mittlere Ebene	=	Leber-Blut
Schwächlich	-	Blut-Mangel
Voll und groß	-	Blut-Hitze
Saitenförmig, haftend	-	Blut-Stase

Es gibt 31 klassische Pulsbilder.

Wichtige Pulsbilder

1. *oberflächlicher Puls, voll : Fülle, außen*
2. *tiefer Puls, voll : innere Fülle*
   leer : innere Leere
3. *langsamer Puls : Kälte*
4. *schneller Puls : Hitze*
5. *drahtiger Puls : Leber-Pathologie/Schmerz*
6. *schlüpfriger Puls : Feuchtigkeit/Schleim/Schwangerschaft*

Taststellen	Seite	Entsprechung
prox (Chi)	rechts und links	Niere, Mingmen, Ministerfeuer, Uterus
Mitte (Guan)	rechts	Milz
	links	Leber
distal (Cun)	rechts	Lunge
	links	Herz

Merke: Pulstaststellen Links: HeLeNi
Pulstaststellen Rechts: LuMpN

Die Yang-Organe werden über den entsprechenden Funktionskreis über die Yin-Organe mitbeurteilt.
Schwangerschaft:
- schlüpfrig
- beide proximalen Taststellen und die linke, distale Taststelle ändern sich:
  beide proximalen werden groß = Yin
  links distal überflutend = Yang
  wenn links distal nicht überflutend → Nässe im Uterus.

5.2.2 Haut

Zu beachten sind: Temperatur, Feuchtigkeit und mögliche Schwellungen.

kalte Arme und Beine	Milz-Yang- und Nieren-Yang-Mangel
kalte Hände und Füße	Leber-Qi-Stagnation
kalte Hände	Herz-Blut-Mangel
kalte und trockene Hände und Füße	Blut-Mangel
heiße Handrücken	Fülle-Hitze
heiße Handflächen	Leere-Hitze
kalter Unterbauch	Kälte in Uterus, Ren Mai, Chong Mai
trockenes Abdomen	Blut- und Yin-Mangel
Knöchelschwellung mit bleibenden Fingereindrücken	Nieren-Yang und Milz-Yang-Mangel
Ödeme ohne Fingereindrücke	Qi-Stagnation

5.2.3 Abdomen

Physiologie: Elastisch, nicht zu fest, nicht zu weich, der Oberbauch sollte weicher als der Unterbauch sein.

Unterbauch zu weich Einsinkende, palpierende Hände	Nieren-Yang-Schwäche, Erschöpfung Ren Mai (mittig), Chong Mai (lateral)
Unterbauch gespannt und hart	Blut-Stase
Distension Unterbauch	Qi-Stagnation
palpable Resistenzen, hart, unverschieblich	Blut-Stase
Resistenzen, weich	Schleim
Resistenzen, die kommen und gehen	Qi-Stagnation
Bauchschmerzen, durch Palpation Besserung	Leere, meist Nieren-Schwäche
Bauchschmerzen, durch Palpation Verschlechterung	Fülle: Qi-Stagnation Blut-Stase Nässe

5.3 Sehen

5.3.1 Teint, Antlitz

Der Teint wird durch alle Organe beeinflusst, er zeigt den Zustand von Geist und Seele.
Wenn trotz pathologischer Farbe das »Antlitz funkelt« und strahlend aussieht, ist die Prognose gut.

stumpf, trocken, glanzlos	Blut-Mangel
stumpf, blass, glanzlos um Mund herum (Areal hat Beziehung zu Leber und Ren Mai)	Leber-Blut-Mangel Leere des Ren Mai
grünlich um Mund	Leber-Qi-Stagnation
bräunliche Verfärbung am Kinn	Schwäche im Ren Mai und/oder Blut-Hitze
Areal zwischen und direkt oberhalb der Augenbrauen, blass, stumpf, trocken	Herz-Blut-Mangel
helle Rotfärbung gesamte Wange	Blut-Hitze
nur Wangenknochen gerötet	Leere-Hitze
hellweißes Antlitz	Yang-Mangel, Kälte
gelblich, gedunsen	Nässe
dunkel, bräunlich	Nieren-Yin-Mangel

5.3.2 Lippen

Die Lippen zeigen den Zustand von Milz und Blut an:

blass	Milz-Schwäche, Blut-Leere
dunkelrot	Blut-Hitze, Milz-Hitze
helles Rot	Leere-Hitze (durch Blut- oder Yin-Mangel)
grünlich	Kälte
purpurfarben	Blut-Stase
trocken	Milz-Yin-Mangel

5.3.3 Zungendiagnose

Die Zungendiagnose ist ein weiteres sehr wichtiges diagnostisches Verfahren, allerdings muss es wie alle anderen diagnostischen Verfahren immer im Gesamtkontext gesehen werden und relativiert werden.
Die Zunge hat eine direkte Verbindung zum Inneren, sie zeigt nur die Veränderungen der inneren Organe an, nicht jedoch die Meridian-Pathologien.

5.3.3.1 Die Verbindung zu den inneren Organen

Die Zunge hat eine besonders enge Verbindung zu Milz und Magen.
Der Magen wird als Ursprung der Flüssigkeiten angesehen und seine Fähigkeit, Flüssigkeiten zu produzieren, lässt sich direkt an der Feuchtigkeit der Zunge ablesen. Er produziert außerdem den Belag.
Die Zunge ist der Öffner des Herzens.
Das Herz kontrolliert den Geschmackssinn und die Fähigkeit flüssig zu sprechen.
Das Herz-Qi versorgt die Zunge mit Blut.
Die Leitbahnen von Milz, Niere, Leber, Blase, Magen und Dreifachen Erwärmer ziehen zur Zunge.
Nur die Leitbahnen von Lunge, Dickdarm, Dünndarm und Gallenblase haben keine direkte Verbindung zur Zunge, stehen aber über die Beziehung zu ihren gekoppelten Partnerorganen, oder durch innere Leitbahnverbindungen indirekt mit ihr in Kontakt.

5.3.3.2 Bedingungen für eine korrekte Diagnose

- Die Patientin sollte die Zunge entspannt heraus strecken.
- Es empfiehlt sich als Erstes die Zungenfarbe zu notieren, da sich die Zunge nach einer Weile tiefer Rot verfärbt.
- Tageslicht führt zu den objektivsten Resultaten.
- Nahrungs- und Genussmittel sowie Medikamente können die Farbe des Belages verändern.

5.3.3.3 Das Drei-Schritt-Verfahren

- Gesamteindruck verschaffen
- Einzelzeichen sammeln:
  - Zungenfarbe
  - Zungenform
  - Zungenbelag.

Zu Bewertung der Einzelzeichen wird eine Zungentopographie herangezogen und die Einzelzeichen eingeordnet.

- Gesamteindruck und Einzelzeichen werden verglichen. Aufgrund dieser Synthese kann jetzt eine Diagnose erstellt werden.

5.3.3.4 Zungentopographie

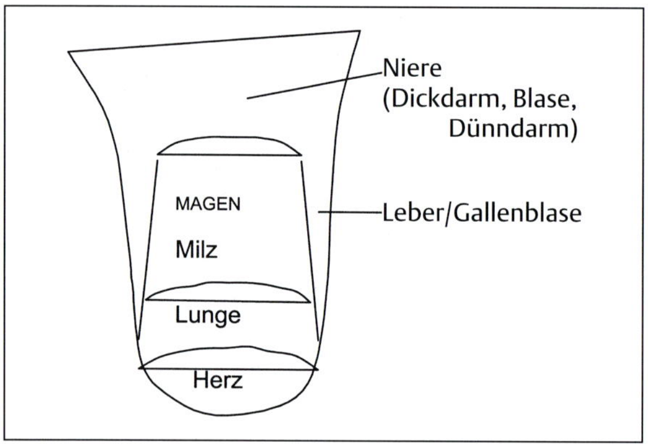

5.3.3.5 Zungenfarbe

Die Zungenfarbe ist der wichtigste Aspekt.

Farbe	Muster	Detail	Ursache
rot	Hitze	+ Belag	Hitze von außen eingedrungen
		+ evtl. kleine Zunge, kein Belag	Hitze im Inneren durch Yin-Mangel (rel. Yang-Überschuss)
		je nach Lokalisation	Hitze in einem Organ
blass	Qi-Mangel		Qi kann Blut nicht zur Zunge transportieren
	Yang-Mangel	+ geschwollene, feuchte Zunge	Yang-Mangel von Milz, Niere kann Blut nicht bringen
	Blut-Mangel	+ eher trockene Zunge	Blut kann Zunge nicht erreichen
	Kälte	+ weißer Belag	blockiert Yang und Blut im Inneren
bläulich	Blut-Stau		

5.3.3.6 Zungenform

Die Zungenform ist der zweit wichtigste Aspekt. Die Form zeigt die Dauer und Schwere eines Zustandes

Form	Muster	Details	Erklärung
dick, geschwollen	Fülle	+ rot	Yang-Fülle
		+ blass	Qi- und/oder Yang-Mangel von Milz und/oder Niere führt zu einer Störung der Flüssigkeits-transformation
		+ je nach Ort	Yang-Fülle oder Qi-/Yang-Leere im Organ
dünn	Mangel	+ rot	Yin-Mangel durch relativen Yang-Überschuss
		+ blass	Blut- oder Qi-Mangel
steif	innerer Wind und/oder Schleim		z. B. vor oder nach Apoplex
abweichend	Wind		von außen z. B. Fazialisparese
			von innen z. B. Apoplex
Sprünge	Mangel	+ rote Zunge	Yin-Mangel und/oder Flüssig-keitsmangel
		+ normale oder blasse Farbe	Milz-Qi-Mangel
		+ rote Zunge	Lungen-Yin-Mangel
		+ rote Zunge	Herz-Yin-Mangel
		+ rote Zunge	Yin-Mangel und/oder Flüssig-keitsmangel, häufig im Alter
		+ normale Zunge	im Alter physiologisch

5.3.3.7 Belag

gelb	Hitze, je brauner desto länger besteht die Hitze
weiß	normal oder Kälte
dünn	normal (äußere Syndrome)
dick	Fülle, äußerer pathogener Faktor anwesend
fehlend	Yin-Mangel
trocken	Trockenheit, Hitze, Blut- oder Yin-Mangel
feucht	Kälte, Yang-Mangel
schlüpfrig, klebrig	Feuchtigkeit, Schleim
Unterzungenvenen deutlich blau und gefüllt	Blutstagnation

5.4 Hören und Riechen

5.4.1 Hören

Stimme
Schwach: Qi-Mangel
Häufiges Seufzen: Leber-Qi-Stagnation
Hohe Stimme: Fülle/Hitze

5.4.2 Riechen

Menstruationsblut
Starker, fauliger Geruch: Hitze

Ausfluss
Fischig: Kälte/Nässe
Lederartig: Nässe/Hitze

5.5 Anamnese-Arbeitsbogen

Als Arbeitsmittel eignen sich Fragebogen, in denen die unter 5.1 bis 5.4 erfragten und erhobenen Angaben und Befunde Schritt um Schritt angekreuzt werden. Die Ergebnisse werden in eine Syndromübersicht übertragen. Hieraus können Anhaltspunkte für die Syndromdiagnose entnommen werden. Nachfolgendes Schema ist zu berücksichtigen; ein Muster der Arbeitsbogen finden Sie im Anhang, S. 135–147. Weitere Exemplare können beim Verlag bezogen werden.

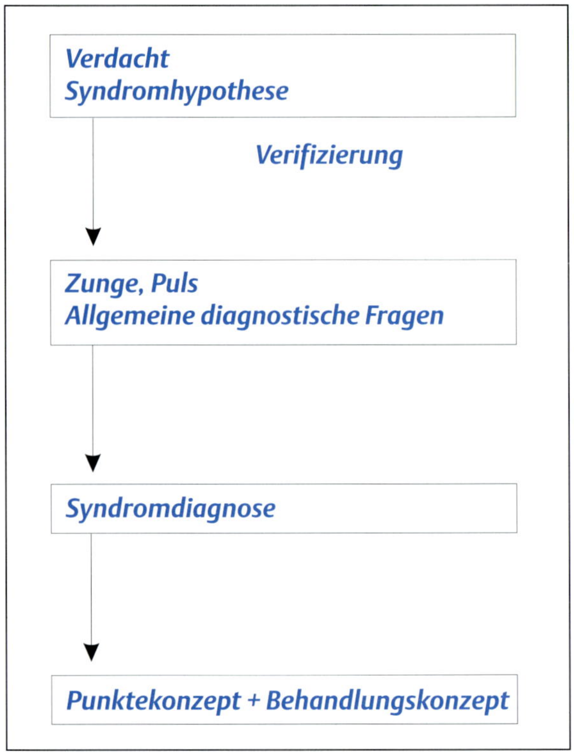

6 Allgemeine Behandlungsregeln

6.1 Einführung

Die Anfängerin/der Anfänger in der TCM sollte sich auf Nadel, Moxa und Schröpfen beschränken und die Kräuterheilkunde erfahrenen Therapeuten/Therapeutinnen überlassen.
Durch eine gute Diagnose kommen wir zum individuellen Energiebild der Patientin, eventuell zu einem oder mehreren passenden Syndromen.
Es gilt:

Fülle	→	sedieren	→	Nadel manipulieren
				Elektroakupunktur
				Schröpfen
Leere	→	tonisieren	→	Nadel in Ruhe
				Moxa bei Kälte
Hitze	→	kühlen ableiten	→	Nadel sedieren (Fülle)
				Nadel bluten lassen (Fülle)
				Nadel tonisieren (Leere)
				Kein Moxa
Kälte	→	Wärme zuführen	→	Moxa
				Nadel tonisierend, in Ruhe (Leere)
				Nadel sedierend (Fülle)

6.2 Bei Verwendung der außerordentlichen Gefäße

Bei Verwendung der A.G. gilt es besondere Techniken zu beachten:

- Nadelung des Öffnungspunktes (= Kardinalpunkt, Schlüsselpunkt), dann Nadelung des gekoppelten Öffnungspunktes sowie evtl. weiterer Punkte auf diesem außerordentlichen Gefäß. Entfernung der Nadeln in umgekehrter Reihenfolge.
- Erst Öffnungspunkt, dann ergänzende Punkte dann den Kopplungspunkt.
- Erst Öffnungspunkt, dann verschiedene Punkte die nicht auf dem ausgewählten außerordentlichen Gefäß liegen, zum Schluss Ankopplungspunkt. In diesem Falle kommt es zu einer Vermischung der Behandlung der außerordentlichen Gefäße und Behandlung nach Syndromleere bzw. nach den 5 Elementen, was zu einer mangelnden Klarheit führt.

Für alle drei Methoden gilt, bei Frauen wird der Öffnungspunkt auf der rechten Seite (nur einseitig!) gestochen, der gekoppelte Öffnungspunkt auf der linken Seite. **Beispiel** Ren Mai: Lu7 rechts, Ni6 links (+/− weitere Punkte). Öffnungs- und Ankopplungspunkte werden niemals sediert, neutrale oder tonisierende Technik verwenden.
Nach der Behandlung der außerordentlichen Gefäße sollte man eine Woche bis zur nächsten Behandlung warten um den Erfolg abzuschätzen.

6.3 Zeitpunkt der Behandlung

Regelblutung	Postmenstruell	Zyklusmitte	Prämenstruell
Menstruation	Follikelreifung	Eisprung	Lutealphase
Blut bewegt sich	Leere von Blut und Yin	Blut und Yin füllen Ren Mai und Chong Mai auf	Yang Qi nimmt zu Leber Qi steigt auf
Blut bewegen wenn zu schwache Regel. Blutung stoppen wenn zu starke Regel	Blut und Yin nähren (Leber und Niere)	Essenz nähren	Bei Yang-Mangel, Yang tonisieren, bei Qi Stagnation Leber Qi bewegen

Wenn möglich sollten Zyklusstörungen in der passenden Phase behandelt werden.

Allgemein gilt:

- Akutes wird akut behandelt: täglich/2-tägig Chronisches wird chronisch behandelt: 1-mal pro Woche.
- Ausschleichend behandeln.

Bei Zyklusstörungen kann eine Behandlung über Monate nötig sein.
Vorsicht: Niemals in eine akute Migräne zum ersten Mal hineinakupunktieren, Gefahr der massiven Erstverschlimmerung.
Bei allen Problemen mit Stau kann es zu einer Erstverschlimmerung kommen. Die Patientin auf mögliche Erstverschlimmerungen hinweisen.

6.4 Weitere Prinzipien

Häufig kommen Qi-Mangel und pathogener Faktor gleichzeitig in einem Organismus vor, was zu einem gemischten Bild von Fülle- und Leere-Zuständen führt.
Bei der Behandlung mit Kräutern ist die gleichzeitige Behandlung gegensätzlicher Zustände möglich, meist ist es aber sinnvoller zuerst die Fülle zu beseitigen, das heißt den pathogenen Faktor zu behandeln und dann den Leere-Zustand zu behandeln.
Um sich zu entscheiden, welche Behandlung dringlicher ist, kann man den Puls zu Hilfe nehmen. Zeigt der Puls Fülle-Zeichen (z. B. schlüpfrig, saitenförmig, gespannt etc.) würde man zuerst die Fülle beseitigen. Zeigt der Puls hingegen Leere-Zeichen (dünn, schwächlich, rau etc.) würde man beginnen das Qi zu stärken.
Mit der Akupunktur können wir harmonisieren und regulieren. Die Akupunktur wirkt eher homöostatisch als die Arzneimitteltherapie. Bei der Akupunktur kann mit einem Punkt, je nach Technik, sowohl tonisiert als auch sediert werden.
Wenn man viele Syndrome bzw. Muster auf einmal hat, beginnt man damit, die Fülle zu beseitigen um den Raum freizumachen für die Behandlung der weiteren Syndrome.
Bei widersprüchlichen gynäkologischen Symptomen würde man die Therapie entsprechend des Schweregrades durchführen. Außerdem kann man den Zungenbefund zu Hilfe nehmen um zu sehen, welche Problematik im Vordergrund steht.
Wenn wir eine westliche medizinische Diagnose haben, z. B. Endometriose, würde man versuchen dieses Wissen mit der chinesischen Diagnose (Bian Bing) und dem chinesischen Muster (Bian Zheng) zu kombinieren.
Beispiel: Die Diagnose Ovarialzyste im westlichen, gehört zur chinesischen Kategorie abdominale Resistenzen, auch wenn sie nicht tastbar ist und daher rein chinesisch diagnostiziert eigentlich in eine andere Behandlungskategorie gehören würde.
Bian Bing ist genau so wichtig wie Bian Zheng, das heißt es reicht nicht, wenn wir das richtige Syndrom diagnostiziert haben.
Beispiel: Leber-Yin-Mangel: kann einmal zu Wechseljahrbeschwerden führen, zum anderen aber ein Atrophiesyndrom hervorrufen. Die

Behandlung wäre also komplett unterschiedlich.

Bei Zyklusunregelmäßigkeiten haben diese häufig den Vorrang in der Behandlung gegenüber anderen Störungen.

7 Syndrome

Über jeder Zuordnung eines Syndroms steht die Differenzierung nach den acht Prinzipien = Ba Gang..

Yang Funktion	**Yin** Materie
Außen Leitbahn-Befall oder äußere Organe Lunge, Dickdarm, Blase	**Innen** Schwerer Organbefall
Hitze Hitzegefühl	**Kälte** Kältegefühl
Fülle Kräftiger Puls dicker Zungenbelag	**Leere** Kraftloser Puls dünner Zungenbelag

Syndrome sind energetische Beschreibungen pathologischer Zustände im Körper. Es gibt Syndrome der

- acht Prinzipien
- pathogenen Faktoren
- Meridian-Syndrome
- Qi und Blut
- Körperflüssigkeiten
- Innere Organe
- Bi-Syndrome
- Wei-Syndrome.

Das TCM-Syndrom beschreibt das individuelle Krankheitsbild und leitet direkt zur Therapie. Wir konzentrieren uns für die Gynäkologie auf einige Aspekte der Syndrome.

7.1 Grundmuster von Syndromen der TCM – Diagnostik, Therapiehinweise nach *Kubiena*

Syndrom	Typisch	Puls	Zungenkörper	Zungenbelag	Gesicht	Therapie
Außen	plötzlicher Beginn, ***gleichzeitig*** Wind-/Kälteaversion und Fieber	oberflächlich	normal oder siehe Hitze/ Kälte	normal, weiß, dünn	normal	pathogene Faktoren entfernen, lokalbezogen sedieren
Innen	Wind-/ Kälteaversion und Fieber – ***aber nicht gleichzeitig!*** Zunge verändert	tief	verändert	verändert	verändert	Akupunktur organbezogen
Fülle	kräftig, strotzend, laut	kräftig	normal/ dick	dick	rund	sedierende Techniken
Mangel	kraftlos, dünn, leise	kraftlos	dünn, schlaff	dünn	eingefallen	Pharmatherapie, tonisierende Akupunkturtechnik
Hitze	Hitzegefühl, Hitzeaversion, alles beschleunigt	schnell	rot	gelb, braun	rot	kein Moxa! Hitze ausleiten
Feuer	brennende Ulzera, Unruhe	schnell, brandend	tiefrot	gelb	hochrot	Hitzepunkte des betroffenen Organes sedieren, bluten lassen
Kälte	Kältegefühl, Kälteaversion, alles verlangsamt	langsam, vibrierend	blass	weiß	blass	Wärmen, Qi-Fluss anregen – Moxa* und Akupunktur
Feuchtigkeit	Schweregefühl, Lethargie	schlüpfrig	feucht	feucht, schlüpfrig	fad	lokal nadeln, Schröpfen, sedierende Akupunktur. Spezialpunkte: MP9–, KG9– Milz stärken
Trockenheit	alles trocken	leer	trocken	trocken	faltig	Flüssigkeitszufuhr, Inhalieren
Wind	Windaversion, unwillkürliche Bewegung, wechselnde Beschwerden	evtl. gespannt	uncharakteristisch	uncharakteristisch	zuckt	G–, 3 E-Meridian, LG

Syndrom	Typisch	Puls	Zungenkörper	Zungenbelag	Gesicht	Therapie
Schleim	dicker Schleim, Steine, solide Knoten, Tumoren, Klebrigkeit	schlüpfrig	steif	klebrig	verdrossen	Schleim (auf)lösen Milz stärken, tonisieren organspezifisch
Blut-Hitze	rote Exantheme, Blutungen, Unruhe bis Delir	brandend	tiefrot	gelb	hochrot	Blut-Hitze entfernen Blut nähren und kühlen
Qi-Mangel	müde, lustlos, untertags Schweißausbrüche durch mangelnde Porenkontrolle	kraftlos	blass, schlaff	dünn	blass, leuchtend	Qi stärken tonisieren, Moxa Milz und Magen (postpartales Qi) stärken
Yang-Mangel	müde, lustlos, kalt, langsam, will nicht und kann nicht	kraftlos, langsam	blass, feucht	dünn	blass, leuchtend	Basis stärken – Nieren-Yang! tonisieren, Moxa* obligat!
Yin-Mangel	müde, nicht belastbar, kraftlose Unruhe, Nachtschweiß, 5 heiße Herzen, will, aber kann nicht	kraftlos, schnell	rot, dünn	dünn oder fehlt	blass, rote Wangen	Moxa verboten! Niere stärken, tonisieren
Blut-Mangel	müde, mangelndes Selbstwertgefühl, Zittern, Unruhe	leer, rau	blass	dünn	blass, glanzlos	Blut stärken MP und M stärken
Jing-Mangel	angeboren: Entwicklungsstörungen, erworben: Senium, Sterilität, Alzheimer	dünn	uncharakteristisch	uncharakteristisch	evtl. Missbildung	erworbene Form: Niere stärken: tonisieren Qi stärken Knochen und Mark stärken
Qi-Stau	Spannungsgefühl, wandernde Schmerzen/Kolik	evtl. gespannt	uncharakteristisch	uncharakteristisch	schmerzverzerrt	Qi bewegen/stärken

Syndrom	Typisch	Puls	Zungenkörper	Zungenbelag	Gesicht	Therapie
Blut-Stau	***fixierte*** Schmerzen, Knoten, Tumoren	gespannt	***purpur***	uncharakteris-tisch	rotblau	Qi und Blut bewegen bluten lassen Moxa lokal

7.2 Syndrome äußerer Faktoren

1. Trockenheit	äußere	Lu5, Lu7, Lu10, Ni6
	innere	Lu9, Lu5, Bl13, Bl23, Ni6, KG4
2. Kälte	äußere	Lu7, Di4
	innere, Fülle	Lu7–, Bl12– (Lunge) KG12–/* Ma36* (Magen) Bl20*, KG6*, MP3–, MP6– (Milz) KG6*, Ma25*, Ma37– (Darm)
	innere, Leere	KG4+/*, KG6+/*, Bl23+/* Ni3+, Ni7+/Ni8+
3. Wind	äußerer	Gb20, Gb31, Gb34, Le3, 3E5, Gb41, Dü3, LG16, LG20, Bl12, Gb20, Gb31
	innerer	Le3–, Gb20–
4. Hitze	äußere	Di4–, Di11–, LG14–, kein Moxa
	innere, Fülle	Di4–, Di11–, LG14–, Akren +, kein Moxa
	innere, Mangel	KG4+, Ni6+, Bl23+, MP6+, Di4, Di11, LG14, kein Moxa
5. Feuchtigkeit	innere	MP9–, KG9–, Bl20–, MP6–, Ma36–
6. Schleim		KG12+/–, Ma40–

Legende:
– = sedieren
+ = tonisieren
* = Moxa

7.3 Syndrome Qi/Blut

7.3.1 Allgemein

Qi-Mangel allgemein	KG4*, KG6*, Ma36+/*, MP6+, Bl20+, KG12+/*
Blut-Mangel allgemein	Bl17*, Bl20+, MP10+, MP6+, Ma36+/*
Qi-Stau	KG6–, Ma36–
Blut-Stau	Bl17+/–, MP10–, MP6–, KG6–, Ma36–, Bl40–, Lu5 bluten lassen
Blut-Hitze allgemein	Bl40, Lu5 bluten lassen, Di11–, LG14–, Bl17+, Bl20+, MP10–

Legende:
– = sedieren
+ = tonisieren
* = Moxa

7.3.2 Weitere Syndrome Qi/Blut, die für die Gynäkologie besonders wichtig sind

Rebellierendes Qi	nach oben, statt unten Lunge und Magen normal nach unten in Gynäkologie häufig Magen-Qi nach oben und Leber-Qi nach oben path.: Lunge: Atemnot Magen: Übelkeit, Schluckauf, Rülpsen, Erbrechen Leber: Aufsteigen von Leber-Yang, Lodern des Leber-Feuers, Leber-Wind Herz: phys.: Qi nach unten, path: ängstliche Erregung, Schlafstörungen, Atemnot, Übelkeit → Pe6
	rebellierendes Magen-Qi: KG13, KG10, Ma19, Ma20 rebellierendes Lungen-Qi: Lu7, Lu1, Lu5, Lu6 Leber-Yang: Le3, Gb20, 3E5 (bei Aufsteigen bezähmen)
Blut-Kälte	Fülle-Kälte: v.a. durch äußere Kälte Leere-Kälte: Yang-Mangel Dysmenorrhö, Unfruchtbarkeit, abdominale Resistenzen, dunkle Klumpen im Mensblut KG4, Ni13, KG3, Qimen (3 Cun lat. KG4)*

7.4 Jinye-Syndrome = Pathologie der Flüssigkeiten

Fülle	KG9, MP9, MP6, Ma36, Bl20 wenn keine Hitze mit Moxa
Leere	3E6, MP6, Ma36, Bl20, Ni3 u. Ni7 (Niere), Lu5 (Lunge)

7.5 Organ-Syndrome, die für die Gynäkologie besonders wichtig sind

Niere

alle Störungen sind Mangel-Zustände

Nieren-Yang-Mangel	Amenorrhö, Unfruchtbarkeit, verfrühte Periode, zu starke Regelblutung, Fehlgeburten, starkes Kälteempfinden, blasser, häufiger Harndrang, Rückenschmerzen, blasser Teint, Depressivität Bl23, Bl52, Ni3, Ni7 (mehr Yang) oder Ni6 (mehr Yin), KG4, Ni13 Moxa
starker Nieren-Yang-Mangel und erkaltetes Feuer des »Tor der Vitalität«	Amenorrhö, Depressionen, Kältegefühl, kalte Extremitäten, sehr häufiger und blasser Harnfluss, Harninkontinenz Nykturie, Rückenschmerzen, Kältegefühl im Rücken und in Knien Zunge: sehr blass und nass Puls: tief, schwächlich, langsam Bl23, Bl52, Ni3, Ni7, KG4, Ni12 Moxa, LG4 Moxa
Nieren-Yin-Mangel	Infertilität, Menorrhagie, habitueller Abortus, Wechselprobleme, Rückenschmerzen, Schwindelgefühl, Tinnitus, Hitzegefühl, Rötung der Wangenknochen, Nachtschweiß Zunge: belaglos Puls: oberflächlich, leer, dünn und schnell KG4, Ni6, Ni3, Ni13, Ni10, Ni9, Mi6, Bl23, Bl52, kein Moxa
Nieren-Essenz-Mangel	schwache Knie, Gedächtnisschwäche, Osteoporose, wackelige Zähne, Ausfallen/vorzeitiges Ergrauen des Haars, Unfruchtbarkeit, primäre Amenorrhö KG4, Ni6, Ni3, MP6, Bl23, Bl52, Ni13, Ni7 evtl. Moxa am stärksten nährend: KG4, Ni13, Bl52
Yang- und Yin-Mangel der Niere	Ni3, KG4, Ni13, Ni6, Ni7, Ni10, Ni9, Bl23, Bl52

Leber

Blut- und/oder Yin-Mangel der Leber	Wurzel von Amenorrhö oder Infertilität, Gedächtnisschwäche, Schlafstörungen, unscharfes Sehen, Trockenheit von Augen und Haar, Parästhesien der Extremitäten Zunge: blass und trocken Puls: rau, dünn Le8, KG4, MP6, Bl18, Bl17, Ma36 (Bl17* nährt Leber-Blut mit Bl18 zusammen)
Leber-Qi-Stagnation	prämenstruelle Spannung, Dysmenorrhö, Seufzen!, Distensionsempfindung im Epigastrium, Abdomen, Mammae, Stimmungsschwankungen, Depression, Reizbarkeit primär: emotionale Ursache sekundär: Leber-Blut-Mangel (Überarbeitung) Zunge: Ränder gerötet (prim.) oder blass (sek.) Puls: saitenförmig (prim.) oder rau, dünn (sek.) Le3, Gb34, Le14, Le13, Gb26, Le5, 3E6, Pe6 sedieren/neutral
Leber-Qi-Stagnation und Blut-Stase	Dysmenorrhö, dunkles Mensblut mit Klumpen, abdominale Resistenzen, dunkler Teint, Bauchschmerzen Zunge: purpurfarben Puls: saitenförmig/rau Le3, Gb34, Le14, Le13, Gb26, Le5 sedieren/neutral Bl17 (nur Nadel) + MP10 → beleben Blut
Leber-Hitze	wie Leber-Qi-Stagnation, zusätzlich Hitzegefühl, trockener Rachen, rotes Gesicht Zunge: rote Ränder Puls: etwas schneller Le3, Gb34, Le14, Le13, Gb26, Le5 s/n, Le2, Di11

Leber-Feuer	stark rotes Gesicht, Hitzegefühl, starker Durst, Oligurie mit dunklem Harn und Obstipation mit trockenem Stuhl, Reizbarkeit, Beunruhigung, Schlafstörungen, befällt Blutschicht, Epistaxis, Hämatemesis, Melaena, Hämaturie, Menorrhagie, Metrorrhagie Puls: schnell, tief, voll Le2, Di11, 3E5, Di4
aufsteigendes Leber-Yang und/oder Leber-Wind	Yang: pochende Kopfschmerzen, Präeklampsie, Reizbarkeit, rotes Gesicht Puls: saitenförmig Wind: Tics, Tremor, Krämpfe (z. B. Eklampsie) Le3, Gb20, 3E5, Di4, LG16

Milz

Qi- und Blut-Mangel der Milz	Müdigkeit, Amenorrhö, Hypomenorrhö Ma36, MP6, KG12, Bl20, Bl21 tonisieren/Moxa
Milz-Yang-Mangel	Yang-Mangel: fortgeschrittenes Stadium von Qi-Mangel! Symptome s.o. + Kältegefühl, kalte Extremitäten, sehr dünne Stühle, leichte Bauchschmerzen, Hypomenorrhö, Dysmenorrhö, Ausfluss (häufig zusammen mit Nieren-Yang-Mangel) Zunge: sehr blass und nass Puls: schwächlich, langsam Punkte s.o. mit Moxa
Milz-Qi-Mangel und absinkendes Milz-Qi	Organvorfälle, nach unten ziehendes Gefühl im Bauch, chron. vaginaler Ausfluss, häufiger Harndrang, leichte Harninkontinenz mental/emotional: Depression, schlechte Stimmung Punkte: s.o. + LG20 (ton./Moxa) Gebärmuttervorfall: + KG6 tonisieren
Milz kann das Blut nicht halten	(in den Gefäßen) Hämorrhagien, Hypermenorrhö, Überfluten Punkte: s.o. + LG20 MP1 direkt Moxa
Milz und Leber harmonieren nicht	Disharmonie zwischen Milz und Leber, wenn Milz geschwächt ist und Leber stagniert Schmerzen und Distension des Abdomen, weiche Stühle gyn: prämenstruelle Spannung, Reizbarkeit, Müdigkeit, Distension, Epigastrium und Abdomen, Schwellungen der Brüste Le13 s.n., KG12 +/*, Ma36 +/*, MP6 +/*, Gb34 s.n., Le3 s.n., Bl20 +/*, Bl18 s.n.
Milz-Qi-Schwäche und/oder Nässe	Milz-Qi-Schwäche: Müdigkeit, Appetitmangel, weiche Stühle, leichte Distension des Abdomens, starker vaginaler Ausfluss Nässe: Schweregefühl, klebriger Mundgeschmack, reichlich vaginaler Ausfluss, schlechte Verdauung mit Völlegefühl, Schleimbeimengung zum Stuhl, Zunge: dicker, klebriger Belag Puls: schlüpfrig Nässe, gyn.: vaginaler Ausfluss, Dysmenorrhö, Mittelschmerz, Eierstockzysten, zervikale intraepitheliale Neoplasien, Infertilität Nässe verlegt. 1 Unterer Erwärmer, Ren Mai, Chong Mai, Du Mai Milz-Qi tonisieren: Ma36, MP6, KG12, Bl20, Bl21 + Nässe auflösen: MP9, Bl22, KG9, Ma28 (s/n)
Milz-Yin-Schwäche	chronische Fälle (immer auch Milz-Qi-Schwäche) Symptome s.o. + trockene Lippen, trockener Mund, Verlangen kleine Schlucke zu trinken, stumpfblasses Gesicht, darauf treibender roter Ton, trockener Stuhl, Hitzegefühl im Gesicht, Hände und Füße evtl. kalt (Milz-Qi-Mangel) Zunge: Querrisse am Rand Gyn.: Amenorrhö, Hypomenorrhö

Herz

Herz-Blut-Mangel	Gyn.: schwache Regelblutung, Amenorrhö, Unfruchtbarkeit, Wochenbettdepressionen Herz-Blut nähren: He7, Bl15, KG15, KG14, Ma36, MP6, Bl17*, sonst. +
Herz-Yin-Mangel	Hypomenorrhö, Amenorrhö, Infertilität, Wochenbettdepressionen, Schwitzen, Wechselprobleme Herz-Yin nähren: He7, He6, KG14, KG15, MP6, Ni6 tonisieren, kein Moxa
Herz-Blut-Stase	Dysmenorrhö, Retention von Plazenta und Lochien Th: Herz-Blut beleben: Pe6, Pe4, He7, KG17, Bl14, Bl17, MP10, Ni25
Herz-Feuer	wenn's nach unten schlägt → stört Ren Mai und Chong Mai → rücksichtsloses Chong Mai → starke Regelblutung, Überfluten, Durchsickern
Blut-Hitze	Umleitung des Blutes nach Empfängnis (Fetus) Hitze steigt leicht auf → stört Herz → psych. Rastlosigkeit in Schwangerschaft, evtl. schwierige Geburt

Legende:
+ = tonisieren
n = neutral
s/– = sedieren
* = moxen

7.6 Sonstige

Die Meridian-Syndrome können unterteilt werden in Syndrome der:

- 12 Hauptmeridiane
- 6 Meridianpaare (oben – unten)
- 8 sogenannte außerordentliche Gefäße.

8 Gynäkologische Indikationen

Die gynäkologischen Indikationen sind in erster Linie den chinesischen Krankheitsbildern mit zugehörigen Mustern (= Syndrome) zugeordnet. Für eine westliche Diagnose z.B. Dysmenorrhö gibt es also kein »Standardrezept«. Über eine genaue Diagnose der Patientin (s. Kap. 5) sollte jedoch eine passende Zuordnung zu einem oder mehreren Syndromen möglich sein. Selbstverständlich kann eine Patientin gleichzeitig unter verschiedenen Krankheitsbildern leiden, aber auch unter mehreren Mustern eines Krankheitsbildes (Vorgehen, s. Kap. 6). Am Ende dieses Kapitels finden sie noch einige »westliche« Diagnosen mit deren Zuordnung zu chinesischen Diagnosen bzw. unabhängigen Behandlungskonzepten.

Es werden folgende Kapitel abgehandelt:

8.1 Verfrühte Regelblutung (Polymenorrhö)

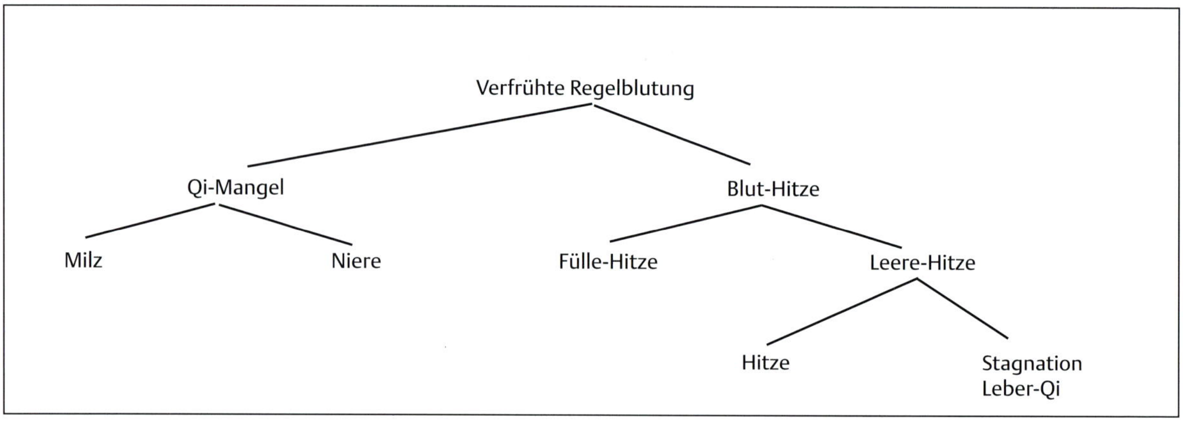

Definition Blutungen, die ständig bis zu 9 Tage zu früh eintreten (Zyklus < 28Tage, mehr als zweimal hintereinander)
Blutungsstärke beliebig.

Ätiologie
- übermäßige körperliche Arbeit
- unregelmäßiges Essen
- abnehmendes Nieren-Qi zur Menopause
- äußere Hitze
- emotionale Belastung
- chronische Erkrankungen, Blutungen, zu viele Kinder.

Muster	**Symptome**	**Punkte**
Milz-Qi-Mangel	blasses, dünnes Mensblut, weiche Stühle, Müdigkeit Zunge: blass Puls: schwächlich	Ma36, MP6, KG12, Bl20, LG20, KG4, KG6 alle tonisieren, Moxa ist möglich
Mangelnde Festigkeit Nieren-Qi	blasses, dünnes Mensblut, Lumbalgie, Schwindelgefühl, Nykturie, Kältegefühl Zunge: blass u. gedunsen Puls: tief u. schwächlich	Lu7 + Ni6, Ni3, Ni7, Bl23, Ma36, Bl20, LG20, KG4, Ni13, KG6 alle tonisieren, Moxa ist möglich
Blut-Hitze	starke Blutung, hell- oder dunkelrotes Blut, ängstliche Erregung, Unruhe, rotes Gesicht, Durst, dunkler Harn, trockener Stuhl Zunge: rot, gelber Belag Puls: schnell, überflutend, voll	Lu7 + Ni6, KG4, Di11, MP10, Bl17, MP6, Le2, Le3, Ni2, MP8 alle sedieren oder neutral nadeln KG3, Di11, MP6, MP10 sedieren + Le1, Le2 sedieren bei Leber-Hitze, + Ni2 sedieren, Ni10 tonisieren bei Nieren-Yin-Leere
Stagnierendes Leber-Qi, das sich in Feuer mit Blut-Hitze umwandelt	starke Blutung mit Klumpen, dunkel, Bauchschmerz, prämenstruelle Brustspannung, Reizbarkeit, bitterer Mundgeschmack Zunge: rot, gerötete Ränder Puls: saitenförmig, schnell	Le2, Le3, KG4, Le14, Di11, MP10, Ni2, MP6, MP8 alle sedieren oder neutral nadeln

8.2 Verspätete Regelblutung

Definition Über ≥3 Zyklen, Zykluslänge >28–30 Tage.

Ätiologie

- Schwangerschaft ausschließen!
- chronische Erkrankung, Blutungen
- übermäßiges Stillen
- unregelmäßige Ernährung
- Kälte- und Nässe-Exposition
- zu viele Kinder
- emotionale Belastungen.

Muster	Symptome	Punkte
Blut-Mangel	blasses Mensblut, stumpfer, blasser Teint, unscharfes Sehen, Schwindel, Palpitation, Schlafstörungen Zunge: blass, dünn Puls: rau	Lu7 + Ni6, KG4, Ni13, Le8, Ma36, MP6, Bl20, Bl23, Bl17 alle Punkte tonisieren, Moxa möglich KG4, Di4, MP6, MP10, Ma36, tonisierend oder Moxa, im Wechsel mit Bl17, Bl20, Bl43 tonisierend bzw. Moxa + LG20, He7 intermediär bei Schlaflosigkeit
Kälte im Uterus (Fülle* / Leere**)	*spärliche Blutung, dunkel mit Klumpen, schmerzhaft, abdominale Schmerzen (durch Wärme besser, durch Druck schlechter), Kältegefühl Zunge: blass, dicker, weißer Belag Puls: voll, gespannt **spärliche Blutung mit kleinen dunklen, fadenförmigen Klümpchen, schmerzhaft, Bauchschmerzen mit Besserung durch Wärme und Druck, schlaffes Abdomen Zunge: blass Puls: tief, schwächlich, langsam	KG4, KG6, Ma29, MP8, MP6, Ma36, LG4, Bl32, Ma25 bei Fülle-Kälte sedieren, bei Leere-Kälte tonisieren, Moxa muss verwendet werden. KG4, KG6, Ma29, Ma36, MP4 intermediär oder Moxa
Nieren-Yang-Mangel	spärliches, blasses Blut, Rückenschmerzen, Nykturie, Schwindel Zunge: blass Puls: tief und blässlich	Bl23, LG4, Ni3, KG4, Lu7+ Ni6, Ma36, MP6 alle Punkte tonisieren, Moxa bei ausgeprägter Nieren-Yang-Schwäche
Qi-Stagnation	spärliche Blutung mit Klumpen, Reizbarkeit, Depression, Distension, Abdomen und Mammae prämenstruell Zunge: rot, leichte Rötung der Ränder Puls: saitenförmig	MP4 + Pe6, Le3, Le14, Ni14, 3E6, MP6, KG4, KG6, Pe7 alle Punkte sedieren oder neutral nadeln
Milz-Qi-Leere	reichlich dünnes, hellrotes Blut, Müdigkeit, Schwäche, Appetitlosigkeit, dünne Stühle Zunge. blass, dünn evtl. schlaff Puls: dünn, rau, veränderlich	KG4, KG12, MP6, Ma36 tonisierend oder Moxa + MP1 Moxa bei starken Blutungen + LG20 Moxa bei Sorge

8.3 Unregelmäßige Blutungen

Definition Zyklus, der manchmal zu früh, manchmal zu spät kommt.
Unregelmäßigkeit vor der Menopause und in den ersten Monaten nach der Menarche ist aber normal.

Ätiologie
- emotionaler Stress
- Überarbeitung
- zu viele Kinder in zu kurzen Abständen.

Pathologie Regelmäßigkeit hat Bezug zu Niere und Leber, deswegen Nieren- und Leber-Pathologien.

Muster	**Symptome**	**Punkte**
Leber-Qi-Stagnation	meist spärliche Blutung mit wenigen Klümpchen, Distension, Abdomen und Mammae u. a. prämenstruell, Depressionen, Seufzen, Reizbarkeit Zunge: evtl. gerötete Ränder, Farbe normal Puls: saitenförmig	Le3, 3E6, Pe6, Le14, KG4, KG6, MP4+ Pe6 alle Punkte sedieren oder neutral nadeln KG6, 3E6, Ma29, MP8, Le3, Gb20, Le13 alle Punkte sedierend nadeln
Nieren-Yang-Mangel	schwache Blutung, blass, ohne Klumpen, Rückenschmerzen, Schwindel, Tinnitus, Kältegefühl Zunge: blass, gedunsen Puls: tief und schwächlich	Bl23, KG4, Ni3, Lu7 + Ni6, Ma36, MP6 alle tonisieren, Moxa sollte verwendet werden
Nieren-Yin-Mangel	spärliche Blutung, Schwindel, unscharfes Sehen, Nachtschweiß, abendliches Hitzegefühl Zunge: rot, belaglos Puls: oberflächlich und leer / dünn und schnell	Lu7 + Ni6, KG4, Ni3, MP6, KG7 alle tonisieren, kein Moxa
Nieren-Qi-Leere	spärlich, hellrotes Blut, Müdigkeit, Tinnitus, Schwindel, Lumbalgie Zunge: blass, dünn, weißer Belag Puls: leer, tief	LG20, KG4, Ni8, Ni10, Ma36, tonisierend und Moxa, im Wechsel mit LG4, LG20, Bl23, Bl32, tonisierend oder Moxa
Herz-Qi-Stagnation	evtl. dickes, purpurnes Blut, evtl. Spannung und Schmerzen in Brust und Bauch, Depressionen Zunge: evtl. purpurn Puls: gespannt	KG6, 3E6, Ma29, MP8, Le3, KG17, Pe6 alle sedieren

8.4 Starke Regelblutung

Definition Regelmäßige Blutung ca. 5 Tage, aber verstärkte Blutung, z. B. Beginn mit Blutungsschwall, Frau überrascht, häufiger Tampon-/Bindenwechsel.
(⇔ Überfluten + Durchsickern, was länger dauert, unregelmäßig sein kann.)

Ätiologie
- zu viel physische Anstrengung
- emotionaler Stress
- unregelmäßige Ernährung
- äußere Hitze
- Operationen
- postpartale Probleme.

Muster	**Symptome**	**Punkte**
Qi-Mangel	blasses und dünnes Mensblut, blasser Teint, Müdigkeit, Palpitation, Kurzatmigkeit Zunge: blass Puls: schwächlich	LG20, KG12, KG6, Ma36, MP6, Bl20, Bl23 alle tonisierend, Moxa kann verwendet werden
Blut-Hitze	hell- oder dunkelrotes Blut, psychische Unruhe, ängstliche Erregung, Hitzegefühl, Durst, dunkler Harn, Kopfschmerzen Zunge: rot, Ränder gerötet Puls: schnell, überflutend	MP4 + Pe6, Di11, MP10, Ni2, Le3, MP6, Bl17, MP8 alle sedieren, kein Moxa
Blut-Stase	dunkles, klumpiges Mensblut, schmerzhafte Regel, Bauchschmerz (durch Druck schlechter, nach Blutabgang besser) Zunge: purpurfarben Puls: saitenförmig	MP4 + Pe6, MP10, Bl17, MP8, MP6, KG6, Ni14, Ma29, Le3 alle Punkte sedierend oder neutral nadeln, bei Blut-Stase durch Kälte moxen
Qi-Stagnation und Hitze	dunkelrotes Blut, Depressionen, Reizbarkeit, Ruhelosigkeit, Schlaflosigkeit, evtl. Schwindel Zunge: rot, u. a. Spitze und Ränder Puls: gespannt, schnell oder voll	KG3, MP1, MP6 tonisieren + Le3 sedieren bei Leber-Qi-Stagnation + Le1, Le2 sedieren bei Leber-Feuer + He5 oder He8 sedieren bei Herz-Feuer + MP9 sedieren bei feuchter Hitze + MP10, Ni5 sedieren bei Blut-Hitze + Ni2 sedieren, Ni10 tonisieren bei Nieren-Yin-Leere
Qi-Stagnation und Qi-Leere	evtl. Blutung in Zyklusmitte, Müdigkeit, Depressionen, evtl. abdominale Schmerzen und Spannung, Appetitverlust, Lumbalgie Zunge: schlaff, evtl. blass mit roten Rändern Puls: gespannt, gehemmt, leer	Le1, Le3, MP1, MP6, sedieren, KG4, Ni3, Ma36, tonisieren, Moxa
Qi- und Blut-Leere	leicht hellrotes und dünnes Blut, Müdigkeit, Schwäche, Kurzatmigkeit, Blässe, evtl. kalte Extremitäten Zunge: blass, schlaff, dünn, evtl. feuchter weißer Belag Puls: leer und dünn, rau evtl. langsam und tief	LG20, KG4, Ma36, MP6, 3E4, tonisieren oder Moxa, MP1 Moxa im Wechsel mit Bl17, Bl20, Bl23, Bl43 tonisieren und Moxa + Ni7 tonisieren und Moxa bei Nieren-Yang-Leere + Yintang bei Sorge

8.5 Schwache Regelblutung (Hypomenorrhö)

Definition Blutung, die bloß 2–3 Tage dauert oder wenn sehr selten Tampon-/Bindenwechsel notwendig ist. Häufig empfinden Frauen mit schwacher Blutung diese als normal, deshalb genau fragen.

Ätiologie

- chronische Erkrankungen
- Hämorrhagien
- Ernährung
- Überarbeitung
- zu viele Kinder in zu kurzen Abständen
- Baucheingriffe
- emotionaler Stress
- Kälte
- orale Kontrazeption.

Muster	**Symptome**	**Punkte**
Blut-Mangel	blasses, dünnes Mensblut, evtl. nur Träufeln, Schwindel, unscharfes Sehen, Parästhesien der Extremitäten, Schlafstörungen, Palpitationen, Gedächtnisschwäche, stumpfer und blasser Teint Zunge: blass und dünn Puls: rau/dünn	KG4, Le8, Ma36, MP6, Bl20, Bl23, Bl18 alle tonisieren, Moxa kann verwendet werden
Nieren-Yang-Mangel	blasses Mensblut, Rücken- und Knieschmerzen, Schwindelgefühl, Tinnitus, häufiger blasser Harnfluss Zunge: blass und gedunsen Puls: tief, schwächlich	Bl23, KG4, Ni13, Le8, Ni3, MP6, Ma36, LG4 alle tonisieren, Moxa muss verwendet werden
Nieren-Yin-Mangel	Schwindel, Tinnitus, Hitzegefühl, trockener Hals, Nachtschweiß Zunge: rot, belaglos Puls: oberflächlich, leer/dünn und schnell	Lu7 + Ni6, Ni3, MP6, KG4, Ma36 alle tonisieren, Moxa evtl. mit heißer Nadel an MP6 und Ni3 außer bei ausgeprägten Leere-Hitze-Zeichen und sehr roter Zunge
Blut-Stase	dunkles klumpiges Mensblut, schmerzhafte Regel, Bauchschmerzen, die nach Blutklumpenabgang besser werden Zunge: purpurfarben Puls: saitenförmig	MP4 + Pe6, MP10,. Bl17, MP6, Ni14, KG6, KG4, Ma29 alle sedierend oder neutral nadeln, bei bläulich-purpurfarbener Zunge kann Moxa verwendet werden
Schleim verlegt Uterus	bräunliche Blutfarbe, Adipositas, Druckgefühl im Thorax, Fluor vaginalis, Mens beginnt und hört wieder auf, Müdigkeit, Schweregefühl Zunge: gedunsen Puls: schlüpfrig	Lu7 + Ni6, KG6, Ma28, KG9, Bl22, Bl32, MP9, MP6, KG12, Bl20, KG4 alle sedierend oder neutral nadeln, KG12, Bl20, KG4 können tonisiert werden, bei Kälte-Zeichen auch Moxa möglich

8.6 Lange Regelblutung

Definition Menstruationsblutung 7–10 Tage, regelmäßig, normale Blutung.

Ätiologie
- emotionaler Stress
- Überarbeitung.

Muster	Symptome	Punkte
Qi-Stagnation und Blut-Stase	spärliche Blutung mit Klumpen, dunkel, Depressionen, Reizbarkeit, Schmerzen und Distension des Abdomens	MP4 + Pe6, MP10, Bl17, MP8, MP6, KG6, Ni14, Ma29, Le3 alle sedierend oder neutral nadeln bei Blut-Stase aufgrund von Kälte kann auch gemoxt werden
Nieren-Yin-Mangel mit Leere-Hitze	wenig Blut, trockener Hals, Wangenrötung, Nachtschweiß, trockener Stuhl Zunge: rot, belaglos Puls: oberflächlich, leer	Lu7 + Ni6, KG4, Ni3, MP6, Ni2, MP8 alle tonisierend nadeln bis auf Ni2 und MP8, diese neutral nadeln, kein Moxa

8.7 Schmerzhafte Regelblutung (Dysmenorrhö)

Definition Menstruationsschmerzen, die vor, während oder nach der Menstruation auftreten.

Ätiologie
- emotionale Belastungen
- Kälte und Nässe
- Überarbeitung
- chronische Krankheiten
- zu viele Geburten in kurzen Abständen
- zu viel Sex.

Pathologie Stagnationen sind meist beteiligt.
Schmerzen vor und während der Regel: meist Fülle
Schmerzen nach der Regel: meist Leere.

Übersicht
Fülle-Syndrome
- Qi-Stagnation
- Blut-Stase
- Qi- und Blut-Stagnation
- Kälte-Stagnation
- Kälte- und Feuchtigkeits-Akkumulation
- Nässe-Hitze
- absteigende feuchte Hitze
- stagnierendes Leber-Qi mit Feuer.

Leere-Syndrome
- Qi- und Blut-Mangel
- Yang- und Blut-Mangel
- Yin-Mangel von Leber und Niere.

Muster	Symptome	Punkte
Qi-Stagnation	Schmerzen (1–2 Tage) vor oder während der Regel, Distensionsgefühl Mammae und Abdomen, zögerlicher Beginn der Regel, dunkles Mensblut, keine Klumpen, Reizbarkeit Zunge: normal, evtl. leichte Rötung der Ränder Puls: rau/saitenförmig	Le3, KG6, Gb34, MP8, Ma29, MP10, MP6, MP4 + Pe6, MP14 sedierend oder neutral nadeln
Blut-Stase	messerartige Schmerzen vor und während der Regel, die nach Klumpenabgang besser werden, dunkles Blut mit großen Klumpen, psychische Unruhe Zunge: purpurfarben Puls: saitenförmig	Le3, KG6, Gb34, MP8, Ma29, MP10, MP6, MP4 + Pe6, Bl17, Ni14, Ma25 alle sedierend oder neutral nadeln
Qi- und Blut-Stagnation	ziehende Schmerzen vor und heftigste Schmerzen während der Menstruation (Linderung durch Klumpenabgang), evtl. unterdrückte Wut/Angst, Frustration, Depressionen, Übelkeit Zunge: normal/purpurn Puls: gespannt	während der Menstruation: KG3, Ma29, Di4, MP6 sedierend, + KG6, KG17, Pe6, Le3 sedieren, bei Leber-Qi-Stagnation + Ni8, Ni13, sedieren, Ni1 Moxa ohne MP6 bei Nieren-Qi-Stagnation zwischen den Menses: Bl18, Bl24, Bl32, Di4, MP6 intermediär bei Leber-Qi-Stagnation, Bl17, Bl23, Bl32, Bl52, Lu7, Ni8 bei Nieren-Qi-Stagnation
Kälte-Stagnation	Schmerzen vor und während der Mens, Schmerzen in der Mitte des Bauches, Wärme lindert, Blut spärlich, hellrot mit kleinen, dunklen Klumpen, Kältegefühl, Lumbalgie Zunge: blassbläulich, bläulich/purpurfarben Puls: tief und rau / tief und saitenförmig	Lu7 + Ni6, KG4, KG6, Ma29, MP8, MP6, Ma36, Ma28 sedieren außer Ma36, dieser tonisieren, Moxa muss verwendet werden

Muster	Symptome	Punkte
Kälte- und Feuchtigkeits-Akkumulation	heftige Schmerzen während der Mens, mit Kältegefühl im Unterbauch, Wärme lindert Zunge: purpurn, weißer Belag Puls: gespannt, evtl. langsam und tief	während der Menstruation: KG3, Ma29, Di4, MP6, sedieren KG4, MP4 tonisieren bzw. Moxa zwischen den Menses: LG4, Bl20, Bl23, Bl32 intermediär oder Moxa, Di4, MP6 intermediär.
Nässe-Hitze	prämenstrueller hypogastrischer Schmerz (evtl. auch Zyklusmitte), Hitzegefühl, Blut rot mit kleinen Klumpen, Oligurie (mit dunklem Harn), Ausfluss, Durst, psychische Rastlosigkeit Zunge: rot, gelber, klebriger Belag Puls: schlüpfrig	MP9, MP6, Lu7 + Ni6, KG3, Ma28, Bl32, Bl22, KG9, Di11, MP10, Ni2, Le3 sedierend oder neutral nadeln
Absteigende feuchte Hitze	Bauchschmerzen, die mit Druck stärker werden, evtl. Fieber während der Mens mit Ruhelosigkeit und Durst Zunge: rot, gelber Belag Puls: gespannt, schnell, evtl. gleitend	während der Menstruation: KG3, Ma29, Di4, MP6, GB34, Le5, Le2 sedieren. zwischen den Menses: Bl18, Bl32, 3E5, GB41, Le2, MP6, sedieren
Stagnierendes Leber-Qi wandelt sich in Feuer um	Schmerzen vor und während der Regel, dunkles Blut, starke Blutung, Reizbarkeit evtl. Zornausbrüche, Durst, Hitzegefühl, trockener Stuhl Zunge: rot, gelber Belag Puls: schnell, saitenförmig	Le3, Le2, Le14, KG6, KG4, Ni14, MP10, Di11, 3E6, Gb34 alle sedieren oder neutral nadeln, kein Moxa
Qi- und Blut-Mangel	dumpfer Schmerz im Hypogastrium gegen Ende oder nach Blutung, ziehende Empfindung im Unterbauch, Besserung durch Druck und Massage, wenig Blut, blasses Gesicht, Müdigkeit, leichter Schwindel, weiche Stühle, Gedächtnisstörungen Zunge: blass Puls: rau	KG4, KG6, Ma36, MP6, MP8, Bl20, MP10, Bl54, Bl32 alle tonisieren außer MP10, Bl54 und Bl32, diese neutral nadeln, Moxa kann angewendet werden, während der Menstruation: KG3, Ma29, Di4, MP6 sedieren, KG4, Ma36, MP10 tonisieren zwischen den Menses: Bl18, Bl20, Bl23, Bl43, Di4, Ma36, MP6, tonisieren
Yang- und Blut-Mangel	dumpfer Schmerz nach Blutung, wenig und blasses Mensblut, keine Klumpen, Besserung durch Wärme und Druck, dumpfe Kopfschmerzen, unscharfes Sehen, Kältegefühl, Depressionen, Schwindel Zunge: blass, gedunsen Puls: dünn, tief	Bl20, KG12, Ma36, MP6, KG4, Le8, Lu7+ Ni6, Bl54, Bl32 alle tonisieren außer Bl54 und Bl32, diese neutral nadeln, Moxa soll verwendet werden
Yin-Mangel von Niere und Leber	dumpfer Schmerz im Hypogastrium gegen Ende und nach der Regel, Rückenschmerzen, Schwindel, wenig Blut, Schmerzlinderung durch Druck und Massage, Tinnitus, unscharfes Sehen, Erschöpfung Zunge: rot, belaglos Puls: oberflächlich, leer	Bl23, Bl18, KG4, MP6, Ni3, Ma36, Lu7 + Ni6, Bl54. Bl32 tonisieren außer Bl54 und Bl32, hier neutral, evtl. etwas Moxa, falls die Zunge nicht zu rot ist

8.8 Zwischenblutung

Definition 1–2 Tage dauernde Blutung regelmäßig in der Zyklusmitte.

Ätiologie

- Wurzel ist Nieren-Disharmonie
- Überarbeitung, übermäßige körperliche Arbeit
- zu viele Kinder in zu kurzen Abständen
- Ernährung
- Traumen, Bauch-Op., postpartale Blut-Stase.

Muster	Symptome	Punkte
Yin-Mangel von Leber und Niere mit Leere-Hitze	spärliche Blutung in Zyklusmitte, scharlachrot ohne Klumpen, keine Bauchschmerzen, Schwindel, Tinnitus, Nachtschweiß, Rückenschmerzen, dunkler Harn Zunge: rot, belaglos Puls: oberflächlich und leer / schnell und dünn	Lu7 + Ni6, KG4, KG7, Ni5, Ni13, Ni3, MP6, Di11, MP10, Ni2, MP8 neutral nadeln oder sedierend, kein Moxa
Nässe-Hitze	klebriges Blut, nicht besonders schwach oder stark, keine Klumpen, Müdigkeit und Gelenkschmerzen, Druckgefühl im Thorax, Appetitmangel, wenig dunkler Harn Zunge: klebriger, gelber Belag Puls: schlüpfrig	MP9, MP6, KG9, KG3, Gb41 + 3E5, Ma28, Ma29, MP1 (Moxa), Bl22, Bl32, MP8 neutral nadeln oder sedierend
Blut-Stase	Zwischenblutung kann stark oder schwach sein, dunkles Blut mit Klumpen, Schmerzen im seitlichen Abdomen, psychische Rastlosigkeit Zunge: purpurfarben Puls: saitenförmig	MP4 + Pe6, KG6, Ma29, MP10, Ni14, Bl17, MP6, MP1, MP8 neutral nadeln oder sedierend
Yang-Mangel von Milz und Niere	starke oder spärliche Zwischenblutung, rotes Blut ohne Klumpen, keine Bauchschmerzen, Schwindel, Tinnitus, Rücken- und Knieschmerzen, Müdigkeit, Depressionen, Kältegefühl, weiche Stühle, häufiger Harnfluss Zunge: blass und gedunsen Puls: schwächlich und tief	Bl20, Bl23, KG4, KG6, KG12, Ma36, MP6, MP8 tonisieren und Moxa

8.9 Keine Regelblutung (Amenorrhö)

Definition Plötzliches Ausbleiben der Regel für ein oder zwei Monate bei Veränderung der Umwelt-/Lebensbedingungen zählt nicht. Unbedingt Schwangerschaft ausschließen.

Ätiologie
- emotionaler Stress
- übermäßige körperliche Betätigung
- ererbte Schwäche
- Ernährung
- Überarbeitung

Siehe auch Kap. 8.14.

Muster	Symptome	Punkte
Leber- und Nieren-Schwäche	mit 18 Jahren noch keine Regel oder Sistieren der Regel, nachdem sie schwächer wurde, Müdigkeit mangelnde Willenskraft, Kältegefühl Zunge: blass Puls: tief und schwächlich	Bl18, Bl23, Bl52, KG14, Lu7 + Ni6, Le8, MP6, Ma36, Ni3, Ni13, KG17, KG6 alle tonisieren, evtl. Moxa
Blut-Mangel	sistieren der Mens nach einigen Monaten abnehmender Regelstärke, Schwindel, unscharfes Sehen, Taubheitsgefühl und Kribbeln, Gedächtnisschwäche, Schlafstörungen, Palpitationen, leichte ängstliche Erregung, Depressionen, blasser Teint, Haarausfall Zunge: blass und dünn Puls: rau/dünn	Le8, Ma36, MP6, Ni3, KG4, Bl17, Bl18, KG17, KG6, Zigong tonisieren, wenn keine Hitze Bl17 + 18 Moxa
Yang-Mangel von Milz und Niere	Müdigkeit, weiche Stühle, Kältegefühl, kalte Füße, Appetitmangel, Lumbalgie, schwache Extremitäten, Distension des Abdomens, Schwindel, häufiges, blasses Wasserlassen Zunge: gedunsen, blass Puls: schwächlich, tief	KG12, Ma36, MP6, Bl20, Bl21, Ni3, KG4, Bl23, Bl52, Zigong, KG17, KG6 tonisieren, Moxa KG4, Bl20, Bl21, Bl23
Yin-Mangel von Leber und Niere	Schwindel, trockene Augen, Müdigkeit, unscharfes Sehen, Schlafstörungen, Lumbalgie, Nachtschweiß, Tinnitus Zunge: rot, belaglos, Risse Puls: oberflächlich und leer / dünn und schnell	Le8, Ma36, MP6, KG4, Ni3, Bl52, Lu7 + Ni6, Ni13, Zigong tonisieren, kein Moxa
Lungen-Yin und Blut-Mangel	trockener Husten / Husten mit leicht blutigem, spärlichen Sputum, Atemnot, hellrote Lippen, Hitze, »5 heiße Herzen«, Rötung der Wangen, Depressionen, Seufzen, Traurigkeit Zunge: rot/normal, vorne belaglos Puls: oberflächlich und leer	Lu9, KG17, KG6, Bl42, Ma36, MP6, Le8, Lu7 + Ni6, tonisieren
Yin-Mangel Herz und Niere	Palpitation, Schlafstörungen, rote Wangen, Depressionen, ängstliche Erregung, Schwindel, Tinnitus, Rückschmerzen, Nachtschweiß, abendliche Trockenheit von Mund und Rachen Zunge: rot, belaglos, trocken rissig Puls: oberflächlich, schnell, leer	He7, Pe7, Bl44, KG15, KG14, Ni3, MP6, Lu7 + Ni6 tonisieren

Muster	Symptome	Punkte
Qi- und Blut-Stagnation	sekundäre Amenorrhö, Reizbarkeit, Stimmungsschwankungen, Distension, Schmerz im Abdomen, Depressionen, dunkler Teint Zunge: purpurfarbene Ränder Puls: saitenförmig	MP4 + Pe6, KG6, Ma30, Le3, MP6, Ni14, Ni6 sedieren/neutral nadeln
Nässe-Schleim im Uterus	sekundäre Amenorrhö, Oligomenorrhö mit allmählichem Übergang in Amenorrhö, Adipositas, vaginaler Ausfluss, Müdigkeit, Schweregefühl, Druckgefühl im Thorax, Übelkeit Zunge: gedunsen, gelber, klebriger Belag, an Wurzel dicker Puls: schlüpfrig	MP9, MP6, KG6, Ma28, Ma27, Gb41 + 3E5, Bl22, KG12, KG9, Ma40 sedieren/neutral nadeln KG12 tonisieren

8.10 Überfluten und Durchsickern (Metrorrhagie)

Definition *Überfluten*: Mensblutung, die meist vor der richtigen Zeit schwallartig beginnt, viel Blut.
Durchsickern: Ständiges Nachträufeln nach Ende der normalen Blutung.

Ätiologie
- emotionale Belastungen
- Überarbeitung
- zu viel Sex
- chronische Krankheiten
- Niederkunft mit starkem Blutverlust.

Muster	Symptome	Punkte
Blut-Hitze	schwallartige Blutungen (häufig) vor eigentlicher Menszeit, lange Sickerblutung nach Ende der Regel, hell-/dunkelrotes Blut, Durst, rotes Gesicht, Erregung, Hitzegefühl, dunkler Harn, Obstipation Zunge: rot, gelber Belag Puls: schnell, überflutend	MP4 + Pe6, Di11, MP10, MP8, MP1, Ni5, MP6, Ni2, Le3, Le5, Ni4, Le1 sedieren, kein Moxa
Stagnierendes Leber-Qi wandelt sich in Hitze um	profuse Mensblutung mit plötzlichem Schwall, Depression, Reizbarkeit, Stimmungsschwankungen, Schmerzen im Hypochondrium, Übelkeit, Erbrechen, saurer Reflux, Durst Zunge: rote Ränder Puls: saitenförmig	Gb34, Le3, Le14, Bl18, 3E6, Pe6, Pe7, LG24, Gb13, MP8, KG6, Di11, MP10, Le1 alle sedieren oder neutral nadeln
Leere-Hitze des Blutes	plötzliche schwallartige Blutung außerhalb der eigentlichen Menszeit, langes Nachträufeln nach Ende der Mens, wässriges rotes Blut, psychische Unruhe, Hitzegefühl abends, gerötete Wangen, wenig, dunkler Harn, trockener Stuhl Zunge: rot, belaglos Puls: oberflächlich und leer / dünn und schnell	Lu7 + Ni6, Ni2, Le3, Ni5, MP1, MP6, MP8, KG4, Di11, MP10, Le1 sedieren außer KG4, der wird tonisiert
Blut-Stase	Periode kommt zögerlich, beginnt, hört wieder auf, mit plötzlichem Schwall bzw. langsamen Nachtröpfeln, Blut ist dunkel mit Klumpen, Distension Abdomen, dunkler Teint Zunge: bläulich/purpurfarben, rötlich/purpurfarben	MP4 + Pe6, Le3, 3E6, Le1, MP8, Ma30, MP12, MP10, MP6 alle sedieren
Milz kann Blut nicht halten	Überfluten zu Beginn der Regel, hört dann auf, dann langes Nachträufeln nach Mensende, blasses wässriges Blut, blasses Gesicht, Müdigkeit, leichter Schwindel, Appetitmangel, weiche Stühle Zunge: blass, Zahneindrücke Puls: schwächlich	KG6, KG12, Ma36, MP6, Bl20, Bl21, LG20, MP8 tonisieren, evtl. Moxa

Muster	Symptome	Punkte
Nieren-Yang-Mangel	langes Weitersickern, zu späte Regelblutung, blasses Blut, Kältegefühl, Rückenschmerzen, kalte Extremitäten, blasser Teint, schwache Knie, blasser Harn Zunge, blass, gedunsen Puls: tief und schwächlich	KG6, Bl23, KG4, Ma30, Ni7, Ma36, MP6, Ni13 tonisieren, Moxa muss verwendet werden Zum Qi heben und Chong Mai festigen damit das Blut gehalten werden kann: MP1 mit Moxa, Bl20, MP6, LG20, KG6, KG4 alle tonisieren
Nieren-Yin-Mangel	Nachträufeln, verlängerter Zyklus, frisch rotes, wässriges Mensblut, Schwindel, Tinnitus, schwache Knie, abendliches Hitzegefühl, Nachtschweiß, Hitzewallungen, Wangenrötung, psychische Unruhe Zunge: rot, belaglos Puls: oberflächlich, leer	KG6, Bl23, KG4, Ni3, Ma36, MP6, Ni2, Ni13, Ni10, Lu7 + Ni6 alle Punkte tonisieren außer Ni2, hier neutral nadeln, kein Moxa

8.11 Prämenstruelles Syndrom

Definition Veränderungen im Rahmen der Menstruation. Treten meist vorher auf (bis zu 2 Wochen vor Blutungsbeginn). Sowohl psychische als auch körperliche Veränderungen.

Ätiologie

- emotionale Belastungen
- Ernährung
- Überarbeitung
- übermäßige sexuelle Aktivität.

Pathologie

- Fülle-Syndrome
- Leber-Qi-Stagnation
- Leber-Qi-Stagnation und hyperaktives Leber-Yang
- Schleim-Feuer schlägt nach oben.

Leere-Syndrome

- Leber-Blut-Mangel
- Leber-Feuer und Leber-Yin-Leere
- hyperaktives Leber-Yang und Leber-Blut-Leere
- Yin-Mangel von Leber und Niere
- Yang-Mangel von Milz und Niere
- hyperaktives Leber-Yang und Milz-Qi-Leere
- hyperaktives Leber-Yang und Nieren-Qi-Leere.

Muster	Symptome	Punkte
Leber-Qi-Stagnation	Distension Mammae und Abdomen vor Regel, Reizbarkeit, Ungeschicklichkeit, Stimmungsschwankungen, Depressionen, Schmerz im Hypochondrium und Distension Zunge: evtl. gerötete Ränder Puls: saitenförmig (evtl. nur links)	Le3, Gb34, Gb41, MP6, 3E6, Pe6 sedierend oder neutral
Leber-Qi-Stagnation und hyperaktives Leber-Yang	Depressionen, Reizbarkeit, Schmerzen in den Brüsten, gespanntes, schmerzhaftes Abdomen, evtl. Übelkeit, Kopfschmerzen Zunge: evtl. purpurn Puls: gespannt	LG20, KG6, KG17, Le3, Le14, MP6, Pe6 intermediär oder sedieren + Ma18, Dü1, sedieren, bei Schmerzen in den Brüsten + KG12, Ma36, intermediär, bei Übelkeit + KG12, MP1, MP2, intermediär oder Moxa, bei verstärktem oder vermindertem Appetit + Lu1, Lu7, Bl13, intermediär oder sedieren, bei Trauer + He6, Bl14 intermediär, bei Frustration in Beziehungen + Gb20, Gb21, Taiyang, sedieren, bei Kopfschmerzen + Gb27, Gb34, 3E6, intermediär bei Colon irritabile oder Verstopfung
Schleim-Feuer schlägt nach oben	Agitation, evtl. manisches Verhalten, Depressionen, Druckgefühl Thorax, rotes Gesicht, blutunterlaufende Augen Zunge: rot, klebriger, gelber Belag Puls: überflutend, schnell, schlüpfrig	Pe7, Ma40, Ma8, LG24, Di11, MP9, MP4 + Pe6, KG12, Bl20 alle sedieren oder neutral nadeln, außer KG12 und Bl20, die tonisieren

Muster	Symptome	Punkte
Leber-Blut-Mangel	prämenstruelle Weinerlichkeit und Depressionen, leichte Mamma-/Abdomendistension, wenig Blut, Müdigkeit, Gedächtnisschwäche, Schlafstörungen, Schwindel, stumpfer, blasser Teint Zunge: blass, evtl. nur Ränder blass Puls: rau und dünn	KG4, Lu7 + Ni6, MP6, Ma36, Gb34, Pe6, KG6, Le8, Bl20, Bl18 tonisieren außer Gb34, Pe6 und KG6, die neutral nadeln, Moxa kann verwendet werden
Leber-Feuer und Leber-Yin-Leere	rasender Zorn, Reizbarkeit, Unruhe, Hitzezeichen, evtl. Schlaflosigkeit oder Kopfschmerzen Zunge: rot, trocken Puls: gespannt, schnell, dünn oder voll	LG20, Le2, Le3, Pe6, Pe18 sedieren, KG6, Ni6 tonisieren + Ni1 sedieren, Le1, Pe9 bluten lassen bei extremer Wut + He6, Anmian intermediär bei Schlaflosigkeit
Hyperaktives Leber-Yang mit Leber-Blut-Leere	körperliche und geistige Erschöpfung, Depressionen, Reizbarkeit, Gefühl von Schwäche und Verletzlichkeit, evtl. Schwindel, Kopfschmerzen, Konzentrationsschwäche Zunge: blass, evtl. dünn Puls: gehemmt, gespannt, rau/dünn	LG20, Gb34, Le3, intermediär, KG4, MP6, Le8, tonisieren im Wechsel mit LG20, Bl18, Bl20, Ma36, MP6, Di4, tonisieren + MP1, Yintang, intermediär, bei Konzentrationsschwäche
Yin-Mangel von Leber und Niere	leichte Mammadistension, evtl. Reizbarkeit, prämenstruelle Schmerzen in Knien und Rücken, Schwindel, unscharfes Sehen, Gedächtnisschwäche, Schlafstörungen, trockener Hals, trockene Augen, »5 heiße Herzen« Zunge: rot, belaglos Puls: oberflächlich, leer	Le8, KG4, MP6, Le3 alle außer Le3 tonisieren, diesen neutral nadeln
Yang-Mangel von Milz und Niere	leichte prämenstruelle Spannung mit Depressionen und Weinen, leichte Distension Mammae und Abdomen, Müdigkeit, Rückenschmerzen, Kältegefühl, häufiger, heller Harnfluss, Libidomangel Zunge: blass, gedunsen Puls: tief, schwächlich	Bl23, Bl20, KG4, Ma36, MP6, Ni3, Lu7 + Ni6 tonisieren, Moxa sollte verwendet werden
Hyperaktives Leber-Yang und Milz-Qi-Leere	Stimmungslabilität, Reizbarkeit, Kopfschmerzen, Schwindel, Verschlechterung bei Hunger, Verbesserung nach Essen, evtl. Ödeme, Gier nach Süßigkeiten Zunge: blass, schlaff, fettiger, weißer Belag Puls: gespannt, leer evtl. gleitend	Le3, Le13, MP6, sedieren, LG20, KG12, Ma36, tonisieren + Gb14, Gb20, Taiyang, intermediär oder sedieren, bei Kopfschmerzen + Pe6, Ma21, intermediär oder sedieren, bei Übelkeit oder Gastritis + KG6, Ma40, intermediär, bei Ödemen
Hyperaktives Leber-Yang und Nieren-Qi-Leere	Überempfindlichkeit, Reizbarkeit, Kopfschmerzen, Schwindel, Tinnitus, Verschlechterung bei Müdigkeit oder Stress, evtl. Lumbalgien Zunge: blass, evtl. schlaff, evtl. gerötete Ränder Puls: gespannt, dünn, evtl. leer oder tief, evtl. veränderlich	LG20, Gb20, Gb34, Pe6, intermediär oder sedieren, KG4, MP6, Ni3, tonisieren + KG9, 3E6, intermediär oder sedieren, bei Ödemen

8.12 Prämenstruelle Mammadistension

Definition Leichte bis starke Spannung mit Schwellung, Verhärtung und Schmerzen der Brüste, evtl. mit kleinen Knoten, die größer werden (danach wieder kleiner [Mastopathie]).

Ätiologie
- emotionale Belastung
- Ernährung.

Muster	Symptome	Punkte
Leber-Qi-Stagnation	3–7 Tage vor Mens (max. 15 Tage) Schmerzen der Brust, Berührungsempfindlichkeit, Reizbarkeit, Seufzen, Druckgefühl im Thorax Zunge: normal, evtl. leicht gerötete Ränder Puls: saitenförmig	Le3, Gb34, Gb41, Le14, Ma18 3E6, Gb21, Pe6 alle sedieren oder neutral nadeln
Leber-Qi-Stagnation und hyperaktives Leber-Yang	prämenstruelles Syndrom mit Depression, Reizbarkeit, Schmerzen in den Brüsten, Schmerzen und Spannung im Abdomen, evtl. Übelkeit und Kopfschmerzen Zunge: evtl. purpurn Puls: gespannt	LG20, KG6, KG17, Pe6, Dü1, Le3, Le14, Ma18, MP6 neutral/sedierend
Leber-Blut-Stase	Mammadistension und Schmerzen, die mit Regelbeginn nachlassen, Verhärtungen der Brüste, unregelmäßiger Zyklus, Anfangen und Wiederaufhören der Regel, Blutklumpen dunkel, Bauchschmerzen, psychische Unruhe Zunge: purpurn Puls: saitenförmig	Le3, Gb34, Gb41, Le14, Ma18, 3E6, Gb21, Pe6, MP10, Bl17, MP4 + Pe6 alle sedieren oder neutral nadeln
Schleim mit Qi-Stagnation	Mammadistension und stark geschwollene und vergrößerte Brüste, z.T. palpatorische Knoten, Beklemmungsgefühl im Thorax, klebriger Mundgeschmack, Reizbarkeit, Adipositas, unregelmäßiger Zyklus Zunge: gedunsen, Belag klebrig Puls: schlüpfrig und saitenförmig	Le3, 3E6, Gb41, Gb34, Pe6, KG12, MP9, Ma40, MP6, Ma18, Bl22, Bl20 alle sedieren oder neutral nadeln außer KG12 und Bl20, diese tonisieren
Yin-Mangel von Leber und Niere	leichte Mammadistension (meist prämenstruell, selten danach), Wangenrötung, psychische Unruhe, Schlafstörungen, »5 heiße Herzen«, trockener Hals Zunge: rot, belaglos Puls: dünn, saitenförmig	Lu7 + Ni6, KG4, KG7, MP6, Ni3, Le3, Pe7, He6, Ni2 alle Punkte tonisieren außer Le3 und Pe7, diese sedieren oder neutral nadeln, kein Moxa

8.13 Kopfschmerzen

Definition Man kann allgemeine Kopfschmerzen (und Migräne) von solchen Kopfschmerzen unterscheiden, die zyklusabhängig auftreten.

Ätiologie

- übermäßige körperliche Anstrengung
- emotionale Belastung.

Pathologie

perimenstruell gibt es vier wichtige Muster

- Blut-Mangel
- emporschlagendes Leber-Feuer
- Aufsteigen des Leber-Yang
- Blut-Stase.

Allgemeine Kopfschmerzen können wir in folgende Muster einteilen

Außen

- Wind-Kälte
- Wind-Hitze
- Wind-Nässe

Innen – Fülle

- Leber-Yang
- Leber-Feuer
- Leber-Wind
- Leber-Qi-Stagnation
- Kälte-Stagnation in der Leber-Leitbahn
- Nässe
- Trüber Schleim
- Trüber Schleim-Wind
- Nahrungsstagnation
- Blut-Stagnation
- Magen-Hitze

Leere

- Qi-Mangel
- Blut-Mangel
- Nieren-Schwäche.

8.13.1 Perimenstruelle Muster

Muster	Symptome	Punkte
Blut-Mangel	dumpfer Scheitelkopfschmerz während und nach Mens, Schwindel, Palpitationen, Schlafstörungen, unscharfes Sehen, Müdigkeit, stumpfer, blasser Teint Zunge: blass und dünn Puls: rau/dünn	Lu7 + Ni6, KG4, Ma36, MP6, Le8, Bl20, Bl18, Bl23 alle tonisieren, KG4, Ma36 und MP6 können gemoxt werden
Emporloderndes Leber-Feuer	starke, pochende Kopfschmerzen an Schläfe, Augen oder seitlichem Kopf, vor und während der Mens, starke Blutung, Schwindel, Blitze in Augen, bitterer Mundgeschmack, Durst, rotes Gesicht, trockener Stuhl, dunkler Harn Zunge: rot, gelber Belag Puls: saitenförmig, schnell	Le2, 3E5, Gb43, Le3, Di4, Di11, MP6, Ni3, Taiyang, Gb5, Gb6, Gb9 alle sedieren oder neutral nadeln, kein Moxa
Aufsteigen des Leber-Yang	pochende Kopfschmerzen an Schläfe, Augen und lat. Kopf, vor und während der Mens, Reizbarkeit, Schwindel, Blitze sehen Zunge: unverändert/blass Puls: saitenförmig, evtl. rechts dünn	Lu7 + Ni6, KG4, MP6, Ni3, Le8, 3E5, Pe6, Gb43, Le3, Taiyang, Gb5, Gb6, Gb9 KG4, MP6, Ni3 und Le8 tonisieren, alle anderen Punkte sedieren oder neutral nadeln
Blut-Stase	stechende Schmerzen an Schläfe, Augen und Kopfseiten, prämenstruell, dunkles, klumpiges Mensblut, Bauchschmerzen Zunge: purpurn Puls: saitenförmig/rau	MP4 + Pe6, MP10, Bl17, Ma29, MP6, Ni14, Le3, LG20, Gb17

8.13.2 Allgemeine Kopfschmerzen

Muster	Symptome	Punkte
Wind-Kälte	Nackensteifigkeit, akuter Beginn, meist von kurzer Dauer, Körperschmerzen, Frösteln, gelegentlich Fieber, kein Durst, Husten, Niesen, blasser Harn Puls: oberflächlich, gespannt	Lu7, Gb20, LG16, Bl10 alle sedieren
Wind-Hitze	Gefühl, dass Kopf »zerspringt«, sehr stark, akut, tief im Kopf, Abneigung gegen Kälte, Frösteln, Fieber, leichter Durst, gelbes Nasensekret, Halsschmerz Zunge: evtl. leichte Rötung der Ränder/Spitze Puls: oberflächlich, schnell	Di4, Gb20, LG16, LG14, 3E5 alle sedieren
Wind-Nässe	Kopfschmerzen mit Schweregefühl »wie benommen«, schlechte Konzentration, Abneigungen gegen Kälte, Frösteln, evtl. Fieber, Druckgefühl im Brustkorb, weißes Nasensekret Zunge: klebriger Belag Puls: oberflächlich, schlüpfrig	Lu7, Di6, MP6, Ma8, LG23 alle Punkte sedieren
Aufsteigendes Leber-Yang	intensiver, schwerer, pulsierender Schmerz, meist bis außen, Schläfen bzw. Augenbrauen, evtl. unter Augen, Besserung durch Aufsetzen, Blitze sehen, visuelle Aura, unscharfes Sehen, »Wochenendkopfschmerz«, Schwindel, Tinnitus Zunge: roter Belag, evtl. blass und dünn, evtl. rot und belaglos Puls: saitenförmig	Le3, Le8, MP6, 3E5, Gb20, Taiyang + Ni3 bei Leber- und Nieren-Yin-Mangel Le3, 3E5, Gb20 werden sediert, Le8, MP6 und Ni3 tonisiert, Taiyang neutral nadeln
Leber-Feuer	Schwindel, Tinnitus, Schwerhörigkeit, Reizbarkeit, trockener Rachen, Schlafstörungen, Durst, bitterer Mundgeschmack, Oligurie, dunkler Harn, Obstipation und trockener Stuhl, Übelkeit, Erbrechen, Schmerz wie Leber-Yang nur stärker Zunge: rot mit gelbem Belag Puls: saitenförmig	Le2, MP6, 3E5, Gb38, Gb20, Taiyang die Fernpunkte sedieren, die Lokalpunkte neutral nadeln
Leber-Wind	ziehender Schmerz im ganzen Kopf, starke Benommenheit, Taubheitsgefühl/Tremor der Extremitäten Zunge: verschieden Puls: verschieden	Le3, MP6, Gb20, LG16, LG20 sedieren, nur MP6 tonisieren
Leber-Qi-Stagnation	Stirn oder Schläfen, wandernd, Verschlimmerung durch Ängstlichkeit/Stress, Distension, nervöse Anspannung, Verdauungsstörungen, Aufstoßen, Blähungen, Seufzen, »Hasenböbbel«-Stuhlgang Zunge: normal evtl. leicht gerötete Ränder Puls: saitenförmig	Le3, Gb34, Di4, Ma36, LG24, Taiyang Le3, Gb34 und Di4 werden sediert, Ma36 wird tonisiert, die lokalen Punkte werden neutral genadelt

Muster	Symptome	Punkte
Kälte-Stagnation in der Leber-Leitbahn	selten, intensiver Schmerz am Scheitel, Kältegefühl, Erbrechen, kalte Extremität Puls: saitenförmig	Le3, LG20 Le3 zunächst sedieren, dann Moxa auf die Nadel setzen, LG20 neutral nadeln
Nässe	dumpfer Kopfschmerz »als ob in Watte gepackt«, Schweregefühl im Kopf, Schwierigkeiten zu denken, ganzer Kopf oder Stirn betroffen, chronischer Katarrh, Übelkeit, Appetitmangel, Völlegefühl Thorax und Epigastrium Zunge: dicker, klebriger Belag Puls: schlüpfrig, selten schwächlich, oberflächlich	MP3, Di4, Lu7, KG12, Bl20, Ma8 MP3 und Di4 sedieren, MP8 neutral nadeln, Lu7, Bl20 und KG12 tonisieren
Trüber Schleim	wie Nässe, nur sind Sinnesöffnungen noch mehr benebelt, Schwindel, unscharfes Sehen, Bronchitis, Völle- und Druckgefühl Thorax Zunge: klebriger Belag Puls: schlüpfrig	Ma40, Di4, Lu7, Ma8, LG20 Ma40 und Di4 sedieren, Lu7 tonisieren, Ma8 und LG20 neutral stimulieren
Trüber Schleim-Wind	bei alten Menschen ähnlich wie trüber Schleim, evtl. Hinweis auf Schlaganfall	Ma40, Di4, Le3, Dü3, Bl62, Ma8, LG20, Gb20 Ma40, Di4, Le3 und Gb20 sedieren, Dü3, Bl62, Ma8 und LG20 neutral behandeln
Nahrungs-Stagnation	Stirnkopfschmerz, evtl. sehr stark, Verschlimmerung durch Essen, häufig akut nach Diätfehlern, Völlegefühl Epigastrium, saurer Reflux, Aufstoßen, schlechter Mundgeruch Zunge: dicker, gelber Belag Puls: schlüpfrig	KG10, Ma21, Pe6, Ma34, Ma45, Di4, Ma8 KG10, Ma21 und Ma8 neutral, alle anderen sedierend nadeln
Blut-Stagnation	chronische Kopfschmerzen, häufig nach Trauma (z.B. lange zurückliegend) v.a. wenn immer an genau gleicher Stelle, schwerer, intensiver Schmerz, stechend, bohrend, »Nagel in den Kopf geschlagen«, Schmerz im Hypochondrium Zunge: purpurn Puls: saitenförmig, haftend oder rau	Di11, Di4, MP6, Le3, Ah-Shi-Punkte alle Punkte werden sedierend oder neutral gestochen
Magen-Hitze	akut oder chronisch auf Stirn, viel Schwitzen, starker Durst, Fieber, trockener Stuhl Zunge: dicker, gelber Belag (chron.) Puls: überflutend, schnell (akut und chron.), schlüpfrig rechts und Mitte (chron.)	Ma44, Di4, Yintang Ma44 und Di4 sedieren, Yintang neutral nadeln
Qi-Mangel	periodenweiser Schmerz, dumpf, Besserung durch Ruhe, Verschlimmerung durch übermäßiges Arbeiten, morgens schneller, mit Hinlegen besser, Appetitmangel, Müdigkeit, weiche Stühle, leichte Dyspnoe, Palpitation Puls: kurz bds. distal	Ma36, KG6, MP6, LG20 alle Punkte tonisieren, LG20 mit direktem Moxa behandeln

Muster	Symptome	Punkte
Blut-Mangel	etwas stärker als Qi-Mangel, nachmittags und abends stärker, schlechtes Gedächtnis, Konzentrationsmangel, mit Niederlegen besser Zunge: evtl. blass, dünn Puls: evtl. rau	Ma36, MP6, Bl20, Le8, KG4, LG20, Bl15 alle Punkte tonisieren
Nieren-Schwäche	Kopfschmerz innerhalb Gehirn spürbar, keine bestimmte Lokalisation, Schwindel, Leeregefühl im Gehirn, evtl. auch okzipitaler Schmerz, evtl. Auftreten nach sexueller Betätigung Zunge: rot, belaglos (Nieren-Yin-Mangel) Puls: tief, schwächlich (Nieren-Yin-Mangel)	Ni3, Ma36, MP6, LG20, Gb19, bei Nieren-Yin-Schwäche KG4, bei Nieren-Yang-Schwäche Bl23

8.13.3 Vereinfachtes Konzept nach Regionen

Hauptpunkte bei Kopfschmerzen in der Stirnregion (Meridianachse Dickdarm-Magen)

Punkte:
LG20, Di4, Ma36, Ma44, Bl2 und Bl10 oder Gb14 und Gb20
evtl. lokale Magenpunkte (Ma1 – Ma8).

Schläfenschmerzen (Gallenblasen/3-Erwärmer-Meridian)

Punkte:
LG20, Gb14, Gb20, Gb34, Gb41, Extrapunkt Taiyang, Le3, Di4, 3E5

Schmerzen im Nacken (Blasen/Dünndarm-Meridian)

Punkte:
LG20, Bl2, Bl10, Dü3, Di4, Bl60, Ni3, Extrapunkt Yintang.

Schmerzen durch Stress, Ärger und Aufregung (Leber-Yang-Exzess)

Punkte:
Le3 sedierende Technik, MP6 tonisierende Technik

Kopfschmerzen bei Leerestörungen

Punkte:
Ma36, KG6, MP6
alle tonisierend

8.14 Infertilität

Zum Teil wird die Amenorrhö und Infertilität demselben Muster zugeordnet, manche Autoren jedoch differenzieren diese beiden Krankheitsbilder nach verschiedenen Mustern.

Definition Infertilität trifft zu, wenn die Frau mit einem Partner mit »normalem« Sperma innerhalb von zwei Jahren mit regelmäßigem Geschlechtsverkehr nicht schwanger wurde.

Ätiologie
- konstitutionelle Schwäche
- Überarbeitung
- übermäßige physische Arbeit
- übermäßige und zu frühe sexuelle Aktivität
- Eindringen von Kälte
- Ernährung.

Pathologie Wichtig ist die Unterscheidung nach Fülle und Leere; Ren Mai und Chong Mai sind mitbetroffen.

Behandlung Wichtig ist die Anpassung an den Menstruationszyklus. Akupunktur ist gut wirksam bei funktionellen und psychischen Störungen, bei schwerwiegenden endokrinen Störungen (z.B. Hypophysenvergrößerung) nur adjuvant.

Es finden sich folgende Syndrome:

Leere-Muster
- Nieren-Yang-Mangel
- Nieren-Yin-Mangel
- Blut-Mangel
- Nieren-Qi-Leere
- Blut- und Ying-Leere
- Qi- und Blut-Leere

Fülle-Muster
- Kälte im Uterus
- Nässe im Unteren Erwärmer
- Blut-Hitze
- Qi-Stagnation
- Blut-Stase
- Qi- und Blut-Stagnation
- Schleimfeuchtigkeit.

Muster	Symptome	Punkte
Nieren-Yang-Mangel	verlängerter Zyklus, Hypo-/Hypermenorrhö, Rückenschmerzen, Schwindel, Kältegefühl, Depression, häufiger Harnfluss Zunge: blass, gedunsen, nass Puls: tief, schwächlich	Ni13, Ni3, Bl23, Bl52, KG4, LG4, Lu7 + Ni6, KG8, Extrapunkt Baomen und Zihu (=Ma28) alle Punkte tonisieren, Moxa sollte verwendet werden
Nieren-Yin-Mangel	lange bestehende Infertilität, verführte Regelblutung, Hypomenorrhö mit hellem Blut, »fünf heiße Herzen«, Nachtschweiß, Schwindel, Tinnitus Zunge: rot, belaglos Puls: oberflächlich und leer / schnell und dünn	KG4, KG7, Ni3, Ni13, MP6, Lu7 + Ni6, Bl52 alle Punkte tonisieren, normalerweise kein Moxa
Blut-Mangel	Hypomenorrhö, blasses Mensblut, verlängerte Zyklus, Müdigkeit, Depression, Schwindel, blasser Teint, unscharfes Sehen Zunge: blass und dünn Puls: rau/dünn	KG4, Ma36, MP6, Ni13, Bl20, Bl23, Bl17, Extrapunkt Abdomen Zigong (3 Cun lateral von KG3) alle tonisieren, Moxa kann verwendet werden
Nieren-Qi-Leere	chronische Müdigkeit, Lumbalgien, häufiges Wasserlassen, evtl. Kälte von Extremitäten, Unterbauch und Lumbalregion Zunge: blass, schlaff, feucht, weißer Belag Puls: leer, tief, langsam	KG4, Ma29, Ma36, Ni3, Ni13, MP6, Di4, tonisieren oder Moxa, im Wechsel mit LG4, Bl20, Bl23, Bl32, tonisieren oder Moxa + LG20, Ni2, Moxa, bei Nieren-Yang-Leere

Muster	Symptome	Punkte
Blut- und Ying-Leere	nach einer oder mehreren schwierigen, protrahierten Geburten und evtl. hohem Blutverlust, Erschöpfung, Schwindel, Tinnitus, Depression Zunge: blass, dünn Puls: dünn, rau	KG4, Ni6, Ni13, Bl62, Ma36, MP6 und Di4, tonisieren, im Wechsel mit Bl17, Bl20, Bl23, Bl43, tonisieren, Bl32 intermediär
Qi- und Blut-Leere	bei Abmagerung Amenorrhö und Unfruchtbarkeit, Müdigkeit und Schwäche infolge von Fasten (z. B. Anorexie) oder langer, schwerer Krankheit, Depression Zunge: blass, dünn, schlaff Puls: dünn, rau oder verschwindend	KG4, KG12, Ma29, Ma36, MP1, MP6, Di4, tonisieren, Moxa, im Wechsel mit Bl17, Bl20, Bl23, Bl43, tonisieren, Bl32 intermediär + LG20, Extrapunkt Yintang bei Anorexie
Kälte im Uterus	primäre Infertilität, verzögerte Regelblutung, spärliche Blutung, keine Klumpen, Regelschmerzen mit Besserung durch Wärme, (während der Regel starkes) Kältegefühl, blasses Gesicht, Rückenschmerzen Zunge: blass, dicker, weißer Belag Puls: schwächlich, gespannt	KG2, KG4, LG4, Ni7, Bl32, KG7 alle tonisieren, Moxa sollte verwendet werden
Nässe im Unteren Erwärmer	unregelmäßiger Zyklus, langer Zyklus, Mittelschmerz, Ausfluss, lange andauernde Infertilität, Adhäsionen, Adipositas, Schweregefühl Zunge: klebriger Belag Puls: schlüpfrig	KG3, Extrapunkt Zigong, Ma28, MP9, MP6, KG9, Lu7+ Ni6, Ma30, Ni14, Bl32 alle sedierend oder neutral nadeln, kein Moxa, bei weiteren Gürtelgefäßsymptomen GB41 + 3E5, Gb26, Bl32, KG4. Bl32 und KG4 können elektrostimuliert werden
Blut-Hitze	verfrühte Regelblutung (bis zu 2 Blutungen pro Monat), Hitzegefühl während der Mens, psychische Unruhe, Durst Zunge: rot Puls: schnell, überflutend	Di11, MP10, Ni2, Le3, MP6, Pe3, Bl17, KG4, Lu7 + Ni6 alle sedierend oder neutral nadeln, kein Moxa
Qi-Stagnation	unregelmäßiger Zyklus, prämenstruelle Spannung, Dysmenorrhö, Mammadistension, Reizbarkeit Zunge: normal, evtl. leicht rote oder blasse Ränder Puls: saitenförmig	Le3, Gb34, 3E6, Pe6, KG6, KG4, Ni14, MP4 + Pe6 alle sedieren oder neutral nadeln
Blut-Stase	unregelmäßige, schmerzhafte Blutungen, dunkles, klumpiges Blut, Reizbarkeit, manisches Verhalten, psychische Rastlosigkeit Zunge: purpurn Puls: saitenförmig/rau	Le3, Gb34, Bl17, MP10, MP6, Pe6, 3E6, KG6, KG4, MP4 + Pe6, Ni14, Ma29, Ni6 + Lu7 alle sedierend oder neutral nadeln

Muster	Symptome	Punkte
Qi- und Blut-Stagnation	Amenorrhö oder Unfruchtbarkeit bei Depression, Frustration, Angst vor Traurigkeit, evtl. Spannung und Unbehagen im Brustkorb, Epigastrium oder Thorax Zunge: evtl. purpurn Puls: gespannt/gehemmt	KG3, KG6, Ma29, MP8, Le3, Di4, intermediär oder sedieren + Le1, Le14, sedieren, bei Leber-Qi-Stagnation + Ni8, Ni13, sedieren, bei Nieren-Qi-Stagnation + KG17, Lu1, Lu7, sedieren, bei Lungen-Qi-Stagnation + KG17, Pe6, He5, sedieren, bei Herz-Qi-Stagnation + KG12, MP4, intermediär, Moxa, bei Milz-Qi-Stagnation
Schleimfeuchtigkeit	Amenorrhö oder Unfruchtbarkeit bei Übergewicht oder Atemwegskatarrhen, Lethargie, mangelnde körperliche Bewegung Zunge: fettiger, weißer/gelber Belag Puls: gleitend	KG3, KG6, KG12, Ma30, Ma40, MP6, MP9, 3E6 intermediär oder Moxa Moxa nur wenn keine Hitzezeichen vorhanden, im Wechsel mit LG4, Bl20, Bl23, Bl32, sedieren

8.15 Klimakterische Beschwerden

Definition *Menopause:* Vollständiges Ausbleiben der Regel für mindestens 6–12 Monate, meist zwischen dem 48. und 55. Lebensjahr. *Klimakterium:* Phase der Frau, in der sie den Übergang von fruchtbar zum nicht mehr fortpflanzungsfähigen Stadium durchmacht. Meist 2–5 Jahre um Menopause herum.

Ätiologie
- emotionale Belastungen (u.a. Veränderung des sozialen Status)
- Überarbeitung
- zu viele Kinder in zu kurzen Abständen.

Pathologie Alle Beschwerden hängen mit der Abnahme der Nieren-Essenz zusammen.

Muster	Symptome	Punkte
Nieren-Yin-Mangel	Schwindel, Tinnitus, Wangenrötung, Nachtschweiß, Hitzewallungen, »fünf heiße Herzen«, Lumbalgie, Mundtrockenheit, trockene Haut und Haare, Jucken, Obstipation Zunge: rot, belaglos Puls: oberflächlich und leer / dünn und schnell	Lu7 + Ni6, Ni3, Ni10, KG4, MP6, He6, Ni7, Di4 alle tonisieren außer He6, diesen neutral Nadeln, kein Moxa
Nieren-Yang-Mangel	Hitzewallungen aber kalte Hände und Füße, Nachtschweiß am frühen Morgen, blasses Gesicht, Depression, Frösteln, Rückenschmerzen, Knöchelödeme Zunge: blass Puls: dünn, tief	Bl23, Bl52, Ni3, Lu7 + Ni6, KG4, KG15, Ni7 alle tonisieren, Moxa möglich
Yin- und Yang-Mangel der Niere	Hitzewallungen aber kalte Hände und Füße, Nachtschweiß, häufiger, blasser Harnfluss, rote Flecken am Hals beim Sprechen, leicht erregbar, Frösteln, trockener Hals, Schwindel, Tinnitus, Rückenschmerzen Zunge: blass oder rot, je nachdem was überwiegt Puls: oberflächlich und leere / dünn und schnell / tief und schwächlich, je nachdem was überwiegt	Ni3, Lu7 + Ni6, KG7, He6, KG4, Bl23, Bl52, MP6 tonisieren, Moxa kann bei Überwiegen des Yang-Mangels eingesetzt werden
Yin-Mangel von Niere und Leber mit Aufsteigen des Leber-Yang	Reizbarkeit, Schwindel, Tinnitus, unscharfes Sehen, trockene Augen, Hitzewallungen, Gelenkschmerzen, Nachtschweiß, Rückenschmerzen, Kopfschmerzen Zunge: rot, belaglos Puls: oberflächlich, saitenförmig li. Mitte	Ni3, Le8, KG4, Lu7, Ni6, Le3, LG24, Gb13, Gb20, Pe7 Ni3, Le8 und KG4 tonisieren, die anderen sedieren
Nieren und Herz harmonieren nicht (Nieren-Yin-Mangel und Leere-Hitze des Herzens)	Hitzewallungen, Palpitationen, Schlafstörungen, Nachtschweiß, unscharfes Sehen, Schwindel, Tinnitus, ängstliche Erregung, psychische Unruhe, Rückenschmerzen, Wangenrötung, abendliches Hitzegefühl, Trockenheit von Mund und Kehle, Gedächtnisschwäche, trockener Stuhl Zunge: roter Körper, gerötete Spitze Puls: schnell und dünn / oberflächlich und leer / schwächlich und tief bds. prox. und überflutend bds. distal	Lu7 + Ni6, Ni3, KG4, MP6, Ni13, He6, Ni7, He8, Pe7, KG15, LG24 He6, He8 und Pe7 sedieren oder neutral nadeln, alle anderen tonisieren

Muster	Symptome	Punkte
Schleimansammlung und Qi-Stagnation	Adipositas, Druckgefühl im Thorax, Sputum, Völlegefühl im Oberbauch, Mammadistension, Reizbarkeit, Aufstoßen, Übelkeit, Appetitlosigkeit, Stimmungsschwankungen, Depression Zunge: leicht gerötete Ränder, klebriger Belag Puls: saitenförmig	KG17, Pe6, Lu7, KG6, KG10, 3E6, Ma40, MP6, MP9, Ma28, KG4 alle sedieren oder neutral nadeln
Blut-Stase	Hitzewallung, psychische Unruhe, unregelmäßige Blutungen vor Menopause, dunkles, klumpiges Mensblut, Schlafstörungen, Hypertonie, Bauchschmerzen Zunge: purpurn Puls: saitenförmig/rau	MP4 + Pe6, Ni14, MP10, Bl17, KG4, KG6, Le3, Pe7 alle sedieren oder neutral nadeln, Moxa möglich, wenn Blut-Stase durch Kälte hervorgerufen wurde
Yin-Leere mit Feuer (Nieren, Leber, Herz)	Hitzewallungen, Hyperaktivität, Ruhelosigkeit, Schlaflosigkeit, Übererregtheit, Reizbarkeit, evtl. Gewichtsverlust, trockene Haut Zunge: rot, vor allem Spitze, Ränder dünn, trocken Puls: dünn, schnell, evtl. gespannt	KG4, MP6, Ni6, tonisieren, LG20, Ni2 sedierend, + He3 tonisieren, He8 sedieren, bei Herz-Feuer + Le8 tonisieren, Le2 sedieren, bei Leber-Feuer + KG3, Ma29, intermediär, bei Scheidentrockenheit
Yang-Leere (Nieren, Milz, Herz)	Erschöpfung, Depression, Einsamkeit, kalte Gliedmaßen, evtl. Ödeme, Gewichtszunahme, Arthritis mit Kältegefühl Zunge: blass, schlaff/geschwollen, feuchter, weißer Belag Puls: leer, tief, langsam, evtl. gleitend	LG20, KG4, Ni7, Ma36 tonisieren, Moxa, MP6 intermediär + KG12, MP2, tonisieren, Moxa, bei Milz-Yang-Leere + KG17, He7, tonisieren, Moxa, bei Herz-Yang-Leere + KG9, MP9, 3E6, tonisieren, Moxa bei Ödemen
Yin- und Yang-Leere (Nieren, Herz)	teilweise Hitzewallungen, teilweise kalte Extremitäten, Depression und Rückzug im Wechsel mit Hyperaktivität und manischer Ruhelosigkeit Zunge: unterschiedlich, evtl. blass mit roter Spitze, evtl. zitternd Puls: unterschiedliche Frequenz und Stärke, evtl. unregelmäßig	KG4, Ma36, MP6, Ni3 tonisierend, LG20, He6 intermediär + KG14, Ni2, sedieren, in Yin-Leere-Phase + Ni2, He8, tonisieren, in Yang-Leere-Phase
Herz- und Milz-Blut-Leere	emotionale Verletzlichkeit, Schlaflosigkeit, Depression, Müdigkeit, trockene Haut, Verschwommensehen, Schwindel Zunge: blass, dünn, trocken Puls: dünn, rau, evtl. schnell oder langsam	KG4, KG12, KG17, Ma36, Di4, MP6, MP10, tonisieren, im Wechsel mit Bl17, Bl20, Bl43, tonisieren + Yintang, Anmian, Bl44 bei Schlaflosigkeit
Nieren-Jing-Leere und Leber-Blut-Leere	Osteoporose, Arthritis, Schwindel, Tinnitus, trockene Haut, Rückzug, evtl. Herzklopfen Zunge: blass, dünn, trocken Puls: dünn, rau, evtl. tief	KG4, KG12, Ma36, Ni6, Le8, He6, tonisieren, im Wechsel mit Bl11, Bl18, Bl20, Bl23, Gb39, Ni6, He6, tonisieren
Leere von Herz-Qi, Blut und Yin	Beklemmung, Depression, emotionale Labilität, schwache und nervöse Menschen, teils Hitzewallungen, teils kalte Hände und Füße Zunge: blass, dünn oder schlaff, mit roter Spitze Puls: dünn, rau, evtl. unregelmäßig, beweglich oder veränderlich	KG4, Ma36, tonisieren, LG20, KG14, MP4, Pe6, He6, intermediär

Muster	Symptome	Punkte
Nieren-Qi-Leere und Lungen-Qi-Stagnation	Angst vor Veränderung, vor dem Loslassen, Depression und unterdrückte Trauer, evtl. Dyspnoe oder Ödeme, evtl. Knoten in Brüsten oder Gebärmutter Zunge: blass, evtl. muldenförmig oder geschwollen im Lungen-Areal Puls: leer oder wellenartig in der Tiefe, gehemmt, gleitend	KG6, KG17, Lu1, intermediär, Moxa, Lu7, Ni6, intermediär + Ma40, Lu6, sedieren, bei Knoten in der Brust + KG3, Ni13, Ma29 bei Myomen der Gebärmutter
Nieren-Yin-Leere, hyperaktives Leber-Yang	Hitzewallungen, Stimmungsschwankungen, Reizbarkeit, Empfindlichkeit, fehlende Selbstsicherheit, Kopfschmerzen, Muskelsteifigkeit Zunge: rot, vor allem an den Rändern, dünner, trockener, gelber Belag Puls: dünn, schnell, gespannt, evtl. gleitend	KG6, Ni6, He6, tonisieren, LG20, Gb20, Gb41, 3E5 intermediär

8.16 Mammaknoten

Definition Die alte chinesische Definition sagt nichts über Gut- oder Bösartigkeit aus, sondern beschreibt nur den Zustand evtl. mit Prognose.

Ätiologie
- emotionale Probleme
- Disharmonie in Ren Mai und Chong Mai
- Ernährung
- Überarbeitung.

Pathologie vereinfacht gesagt führt Qi-Stagnation zu Blut-Stase sowie Qi-Stagnation und Milz-Schwäche zu Schleim, was letztendlich zu Knoten führt.

Selbstverständlich dürfen nur gutartige Knoten mit TCM primär behandelt werden. Also vorherige Abklärung obligat.

Muster	Symptome	Punkte
Leber-Qi-Stagnation	unregelmäßiger Zyklus, Mammadistension prämenstruell evtl. bei Stress, Schmerzen in Brust und Brustwarzen, verträgt keine Kleidung , kleine Knoten, nicht hart, keine Anhaftung an Haut und tieferen Gewebe (verschieblich), unscharfe Abgrenzung, Seufzen, Depression, Reizbarkeit Zunge: normal, evtl. leicht gerötete Ränder Puls: saitenförmig	3E6, Gb34, Gb41, Le3, Pe6, Gb21, Bl51, Bl18, Le14, Ma18, Le8, MP6 alle sedierend oder neutral nadeln außer Le8 und MP6, diese tonisieren
Milz-Yang-Mangel mit Schleim	eher weiche Knoten, anfangs einem Ei ähnlich, kein Schmerz, Mamma evtl. berührungsempfindlich, Schweregefühl, Druckgefühl im Brustkorb, Müdigkeit, Kältegefühl, weiche Stühle Zunge: blass, gedunsen, nass Puls: tief, schwächlich, schlüpfrig	Bl20, Bl21, KG12, Ma36, MP3, MP6, KG9, MP9, Ma40, Bl22 Bl20 bis MP6 tonisieren, KG9 bis Bl22 sedierend oder neutral nadeln, Moxa sollte verwendet werden
Disharmonie von Ren Mai und Chong Mai (Ursache: Nierenschwäche)	geschwollene Brüste, Mammadistension und Schmerzen vor und während Mens, Abnahme nach der Regel, langer Zyklus, Infertilität, kleine, harte Knoten, evtl. schlecht verschieblich, gelegentlich Sekret aus Mamille, Engegefühl im Brustkorb, ängstliche Erregung, Dysmenorrhö, Erschöpfung, Rückenschmerzen, kalte Extremitäten, Kältegefühl Unterbauch Zunge: blass Puls: dünn, saitenförmig	MP4 + Pe6, Ni13, KG4, Ni14, Le3, MP6, Ni3, 3E6 alle sedierend oder neutral nadeln außer MP6, KG4, Ni13 und Ni3, diese tonisieren, Moxa möglich
Stagnierendes Leber-Qi wandelt sich in Feuer	großer, klumpiger Brustknoten, hart mit Haut verbacken, eingezogene Brustwarze, »Orangenhaut«, Reizbarkeit, purpurfarbene Haut mit sichtbaren Blutgefäßen, trockener Mund, bitterer Mundgeschmack, Kopfschmerzen, rotes Gesicht, dunkler Har, Obstipation Zunge: rot, gerötete Ränder, trocken gelber Belag Puls: saitenförmig, schnell	Le3, 3E6, MP4 + Pe6, Le14, Le2, Di11, MP6, Ma18, Gb41 alle sedieren oder neutral nadeln

Muster	Symptome	Punkte
Toxische Hitze (Ursache: Leber-Feuer)	chronische Krankheiten, Flüssigkeitsansammlung in den Brüsten, Knoten, Abgang von gelbem, blutigem, übel riechendem Sekret, Schmerzen, trockener Mund, Durst, dunkler Harn, bitterer Mundgeschmack, rote Augen, Schlafstörungen Zunge: rot, gerötete Ränder, dicker, klebriger, trockener, gelber Belag Puls: saitenförmig, schlüpfrig, schnell, überflutend	Le2, Di11, MP10, KG12, Di4, Pe5, Gb41, Ma18, Dü1 alle Punkte sedieren
Yin-Mangel von Leber und Niere	Ulzera der Mamille, gelbes/blutiges Sekret aus Mamille, Mammaknoten seit langer Zeit, Gewichtsverlust, dunkler Teint, Erschöpfung, Schwäche und Schmerzen von Rücken und Knien, unregelmäßiger Zyklus, Schwindel, Tinnitus, Müdigkeit, Nachtschweiß Zunge: rot, belaglos Puls: oberflächlich und leer / dünn und schnell	Le8, MP6, KG4, Ni3, Bl23, Lu7 + Ni6, KG12, Ma36, Bl20, MP9, KG9, Bl22, Ma40 alle Punkte die Leber und Niere nähren tonisieren, die anderen neutral nadeln, kein Moxa
Stagnation in Leber- und Magen-Meridian	Mammaabszess mit Rötung, Schwellung, Schmerzen und evtl. eitrigem Sekret, auch Fieber, Unruhe, Durst Zunge: rot, fettiger, gelber Belag Puls: gespannt, schnell, gleitend, wellenartig	KG17, Ma1, Ma18, Ma36, Gb21, Le3, Le14 sedieren + Di4, 3E10, sedieren, bei Hitze in Leber und Magen + Di4, 3E5, sedieren, bei Fieber + Le5, Gb41, sedieren, bei feuchter Hitze
Leber-Qi-Stagnation	ungenügende Milchproduktion oder Knoten in den Brüsten mit Depression, Frustration, unterdrückte Wut, Ablehnung von Veränderungen, Schmerzen und Spannung in den Brüsten Zunge: evtl. purpurn Puls: gespannt	KG17, Pe6, Ma18, Gb21, Le3, Le14 sedieren + 3E6 bei Knoten in den Brüsten
Lungen- und Milz-Qi-Stagnation	Knoten in den Brüsten, unterdrückte Trauer, Bedürfnis, für andere zu sorgen bei gleichzeitiger Unfähigkeit, für sich selbst zu sorgen, Festhalten an der Vergangenheit Zunge: evtl. purpurn, weißer fettiger Belag Puls: gehemmt, evtl. wellenartig und tief	KG17, Pe6, Lu1, L7, Ma18, Ma40, MP4, sedieren, im Wechsel mit Bl13, Bl16, Bl20, Bl42, Bl49, sedieren
Herz-Qi-Stagnation	Knoten in den Brüsten, unterdrückte Zuneigung, Probleme, sich in Beziehungen mitzuteilen und Liebe zu geben und zu empfangen Zunge: evtl. Schwellung im Herz-Areal Puls: gehemmt, evtl. tief	KG17, Pe1, He6, Dü1, Ma18, sedieren, im Wechsel mit Bl15, Bl16, Bl44, Dü11, tonisieren
Qi- und Blut-Leere	Laktationsschwäche mit Müdigkeit, Depression, Muskelschwäche, dünnen Stühlen, trockener Haut, vor allem nach einer Geburt mit großem Blutverlust Zunge: blass, schlaff, evtl. trocken Puls: leer, dünn, rau	KG17, Ma18, Dü1, intermediär, KG4, Di4, MP6, Ma36, tonisieren, im Wechsel mit Bl18, Bl20, Bl23, Bl43, tonisieren, Moxa wenn keine Hitzezeichen bestehen

8.17 Abdominale Resistenzen

Definition Es gibt Qi-Resistenzen und Blut-Resistenzen, wobei Qi-Resistenzen nicht substantiell sind, also auch wieder verschwinden können. Westliche Diagnosen sind: Ovarialzysten, polyzystisches Ovar, Zervixdysplasie, Myome, Endometriose etc.

Ätiologie

- emotionale Belastung
- Ernährung
- äußere pathogene Faktoren (u. a. Kälte).

Pathologie Neben Qi-Stagnation und Blut-Stagnation kann auch Schleim Ursache für abdominale Resistenzen sein.

Muster	Symptome	Punkte
Leber-Qi-Stagnation	bewegliche abdominale Resistenzen, die kommen und gehen, Distension des Abdomens und Schmerzen (mit Resistenzen), Depression, Stimmungsschwankungen, Reizbarkeit, Abwechslung Obstipation/Diarrhö Zunge: normal, evtl. leichte Rötung der Ränder Puls: saitenförmig	KG17, Ma18, Dü1, intermediär, KG4, Di4, MP6, Ma36, tonisieren, im Wechsel mit Bl18, Bl20, Bl23, Bl43, tonisieren, Moxa wenn keine Hitzezeichen bestehen
Stagnation von Nahrung und Schleim	weiche abdominale Resistenzen, evtl. streifenförmiger Verlauf, Distension des Abdomens, Obstipation/Diarrhö, Appetitmangel, Übelkeit, Völlegefühl Zunge: gedunsen, klebriger Belag, an Wurzel dicker Puls: schlüpfrig	KG12, Bl20, KG10, KG5, Di4, Ma40, Ma36, Bl21, Ma34, MP6 sedierend oder neutral nadeln außer KG12 und Bl20, diese tonisieren
Qi- und Blut-Stagnation	harte, unbewegliche abdominale Resistenzen, Distension und Schmerzen des Abdomens, verzögerte Regelblutung Zunge: purpurn Puls: saitenförmig	Gb34, KG6, Le3, 3E6, Pe6, MP6, Lu7 + Ni6, MP10, Bl17 sedierend oder neutral nadeln
Blut-Stase im Inneren gebunden	harte unbewegliche, schmerzhafte Resistenzen im Abdomen, dunkler, »verdorrt« aussehender Teint, trockene Haut, Kältegefühl, Amenorrhö, Dysmenorrhö, verspätete Mens Zunge: purpurn Puls: rau	Gb34, KG6, MP4 + Pe6, MP10, Bl17. Ma29, Le3, MP6, Le8, Ma36, Bl20 sedierend oder neutral nadeln außer Le8, Ma36 und Bl20, diese tonisieren
Schwäche des aufrechten Qi und Blut-Stase	harte, schmerzhafte Resistenzen, fahler Teint, Gewichtsverlust, Appetitmangel, Erschöpfung Zunge: purpurn Puls: dünn, rau	KG4, KG6, KG8, Bl23, Bl20, Ma36, MP6, Ni3, Lu7 + Ni6, MP10, Bl17 alle tonisieren bis auf MP10 und Bl17, diese neutral nadeln, Moxa auf KG6, KG4,KG8 möglich

8.18 Fluor vaginalis

Definition Ausfluss, der zu stark und nicht farblos oder nicht dünnflüssig ist oder übel riecht. Normal wäre ein leichter Ausfluss, der in der Zyklusmitte an Viskosität und Menge zunimmt.

Ätiologie
- Ernährungsfehler
- übermäßige körperliche Arbeit
- emotionale Belastungen
- Überarbeitung
- Eindringen äußerer Nässe.

Muster	Symptome	Punkte
Milz-Schwäche	weißer, etwas gelber Fluor vaginalis, klebrig, geruchlos, beständig, stumpfer Teint, Müdigkeit, Depression, kalte Gliedmaßen, weiche Stühle Zunge: blass, klebriger, weißer Belag Puls: schwächlich, etwas schlüpfrig	KG12, Ma36, MP3, MP6, MP9, Bl22, LG20, KG6, KG3, Bl32, Bl20 alle tonisierend außer MP9 und MP6, diese neutral nadeln, Moxa kann angewendet werden
Nieren-Yang-Mangel	profuser, weißer, dünner, vaginaler Ausfluss (wie Wasser/Eiklar), Schwindel, Müdigkeit, Rückenschmerzen, häufiger Harnfluss mit hellem Harn, Kältegefühl Zunge: blass, nass Puls: tief, schwächlich	Bl23, KG4, Ni13, Gb26, Ma36, MP6, Ni3, LG20 alle tonisieren, Moxa muss verwendet werden
Nieren-Yin-Mangel	weißer Fluor vaginalis, dünn, geruchlos, Schwindel, Tinnitus, »fünf heiße Herzen«, abendliches Hitzegefühl Zunge: rot, belaglos Puls: oberflächlich, leer	KG4, Ni13, Lu7 + Ni6, MP6, Ni3, LG20 alle tonisieren, kein Moxa
Nässe-Hitze	profuser gelber/brauner Ausfluss, klebrig, übel riechend, weiche Stühle Zunge: gelber, klebriger Belag an Wurzel Puls: schlüpfrig	Gb41 + 3E5, KG3, KG2, Gb26, MP9, MP6, Bl33, Bl22, Bl53, Bl30 alle sedierend oder neutral nadeln, kein Moxa
Toxische Hitze	profuser gelber, blutig tingierter, klebriger Ausfluss, übel riechend, Hitzegefühl, Durst, dunkler Harn Zunge: rot mit geröteten Rändern, gelber/brauner Belag mit roten Punkten dazwischen Puls: schlüpfrig und schnell	Di11, MP9, MP6, KG3, KG2, MP10, Ni2, Le3 alle sedierend oder neutral nadeln, kein Moxa
Leber-Qi-Stagnation	profuser weißer oder gelber, klebriger Ausfluss, geruchlos, Schmerzen im Hypochondrium, Reizbarkeit, Depression Zunge: Ränder etwas gerötet Puls: saitenförmig	3E6, Gb34, Le3, Le5, MP6, Ma36, MP9, Bl20, Bl18, Gb26, Gb41 + 3E5 alle sedieren oder neutral außer Bl20, Ma36 und MP6, diese tonisieren
Nieren-Qi-Leere	reichlich dünner, weißer Ausfluss, Erschöpfung, Lumbalgie, Kälte von Gliedern und Bauch, häufiges Wasserlassen Zunge: blass, schlaff, feuchter, weißer Belag Puls: leer, tief, langsam	LG20, KG4, Ma28, Ma36, Ni7, tonisieren und Moxa, im Wechsel mit LG4, LG20, Bl20, Bl23, Bl32, tonisieren oder Moxa

Muster	Symptome	Punkte
Milz-Qi-Leere	reichlich weißer oder blassgelber Ausfluss, Müdigkeit, Appetitlosigkeit Zunge: blass, schlaff, weißer fettiger Belag Puls: leer, gleitend	KG3, MP6, MP9, Gb26, intermediär, KG6, Ma36, intermediär oder Moxa
Feuchte Hitze	dicker, gelber, übel riechender Ausfluss, Jucken der Vulva, evtl. Ruhelosigkeit, Fieber, Reizbarkeit Zunge: rot, gelber fettiger Belag Puls: gespannt, schnell, gleitend	KG3, Gb26, Ma29, MP6, Le3, sedieren, im Wechsel mit Bl18, Bl32 sedieren

8.19 Pruritus vaginalis

Definition Chronisches Jucken der Vulva und/oder Vagina. Tritt isoliert auf oder in Kombination mit Fluor vaginalis (s. Kap. 8.18).

Ätiologie

- emotionale Probleme
- Ernährung
- übermäßige körperliche Arbeit
- Überarbeitung.

Pathologie Pruritus vulvae hat entweder mit Nässe oder besonderer Art von inneren Wind zu tun.

Muster	Symptome	Punkte
Nässe-Hitze in Leber-Leitbahn	intensiver Juckreis Vulva/Vagina, gelber Fluor vaginalis, gelegentlich Schmerzen beim Geschlechtsverkehr, psychische Unruhe, Reizbarkeit, Schlafstörungen, dunkler Harn Zunge: rot, gerötete Ränder, klebriger gelber Belag an Wurzel Puls: schlüpfrig, saitenförmig	KG3, KG2, Le5, Le4, MP9, MP6, Bl33 alle sedieren oder neutral nadeln, kein Moxa
Nässe und Milz-Qi-Mangel	Jucken von Vulva und Vagina, geringer weißer Fluor vaginalis, Müdigkeit, weiche Stühle Zunge: blass mit klebrigem weißen Belag Puls: schwächlich, etwas schlüpfrig	MP9, MP6, KG12, KG9, Ma36, Bl20, Bl22, Bl32, Bl33, KG3, KG2 alle sedierend oder neutral nadeln außer KG12, Ma36 und Bl20, diese tonisieren, Moxa kann verwendet werden
Yin-Mangel von Leber und Niere	leichter Pruritus vulvae und vagina mit Brennen, trockene Vaginalschleimhaut, »fünf heiße Herzen«, Schwindel, Tinnitus, Hitzegefühl am Nachmittag Zunge: rot, belaglos Puls: oberflächlich, leer	KG4, Le8, MP6, Ni3, Lu7 + Ni6, Le5, KG3 alle tonisieren, kein Moxa
Feuchte Hitze	siehe Kap. 8.18.	
Blut-Hitze	schwerer genitaler Juckreiz mit geröteten, entzündlichen Arealen, Reizbarkeit und Unruhe, evtl. Hautausschläge in anderen Bereichen Zunge: rot, vor allem Spitze und Ränder, trocken Puls: schnell, dünn und voll	KG3, Di4, Di11, MP6, MP10, sedieren, Ni6 tonisieren + MP1, Le1, blutig, Le2 sedieren, Le8 tonisieren bei Leber-Feuer + Pe9, He9, blutig, He3 tonisieren bei Herz-Feuer

8.20 Vaginale Trockenheit und Schmerzen

Muster	Symptome	Punkte
Nieren-Yin-Leere	Scheidentrockenheit, Reizung oder Schmerzen beim Verkehr, Unruhe bei gleichzeitiger Müdigkeit Zunge: rot, dünn, trocken, kein Belag Puls: dünn, schnell	KG2, Ni2, sedieren, KG4, Ni6, MP6, Ma36, tonisieren, im Wechsel mit Bl20, Bl23 tonisieren, Bl32 sedieren
Nieren-Jing-Leere und Leber-Blut-Leere	Scheidentrockenheit während oder nach der Menopause, trockene Haut, Müdigkeit, Schwindel, Tinnitus, Verschwommensehen, Gedächtnisstörung Zunge: blass, dünn, trocken Puls: dünn, rau, evtl. tief	KG4, Di4, Le8, MP6, Ni6, Ma36, tonisieren, im Wechsel mit Bl18, Bl20, Bl23 tonisieren

8.21 Vulvaekzem

Definition Roter Ausschlag mit Bläschen oder Papeln an den äußeren Genitalien mit Flüssigkeitsabsonderung (früher Pruritus vaginalis).

Muster	Symptome	Punkte
Nässe-Hitze in der Leber-Leitbahn	Vulvaekzem mit Papeln, mit Flüssigkeitsabsonderung, geröteter feuchter Genitalbereich, Jucken Zunge: klebriger feuchter Belag Puls: schlüpfrig, saitenförmig links Mitte	Lu7 + Ni6, KG1, MP9, MP6, Le5, Bl22, Di11, MP10, Extrapunkt Baichongwo alle neutral nadeln
Blut schwach und trocken	Vulvaekzem mit Verdickung der Haut, Trockenheit der Vagina, trockener, roter Ausschlag, Juckreiz Zunge: blass, dünn, trocken Puls: rau	Lu7 + Ni6, KG4, Ma36, MP6, MP10, Extrapunkt Baichongwo, Le5 alle tonisieren außer MP10, Extrapunkt Baichongwo und Le5, hier neutral nadeln

8.22 Uterussenkung, Blasensenkung

Muster	Symptome	Punkte
Absinkendes Milz-Qi	Uterussenkung, »bearing down« im Unterbauch, Müdigkeit, weiche Stühle, Appetitmangel, Depression Zunge: blass Puls: schwächlich	LG20, KG12, KG6, Ma36, MP3, Bl20, Gb28, Extrapunkt Zigong alle tonisieren, Moxa möglich MP6, Ma36, KG4, KG6, LG20, Ma29, Di4, Gb27, MP9 Moxa möglich
Schwäche und Absinken des Nieren-Qi	Uterussenkung, häufiger Harndrang, »bearing down« im Unterbauch, Rückenschmerzen, Depression Zunge: blass Puls: tief, schwächlich	LG20, KG6, Ma36, Ni3, Bl232, Gb28, LG1, KG5 alle tonisieren, Moxa möglich
Nieren-Yang-Mangel	Rückenschmerzen, Depression, Kältegefühl, häufiges Wasserlassen, blasser Urin, Senkung von Gebärmutter und/oder Blase Zunge: blass Puls: tief, schwächlich	LG20, Gb28, Ma30, Ma36, KG4, KG6, Bl23, Di4, Le8, Ni6, MP6

8.23 Urogynäkologische Störungen

8.23.1 Dysurie = Syndrom der schmerzhaften Miktion

Definition Fehlfunktion der Harnwege mit häufigem Harndrang, spärlichem Harnfluss, Schmerzen und Miktionsbeschwerden.

Ätiologie

- äußere Nässe
- Ernährung
- hohe Alter, chronische Krankheiten
- übermäßige sexuelle Aktivität
- emotionaler Stress
- übermäßiges Heben oder Stehen.

Muster	Symptome	Punkte
Hitze-Dysurie	häufiger, spärlicher, schwieriger Harnfluss, Brennen bei Miktion, dunkler Harn mit starkem Geruch, bitterer Mundgeschmack, Obstipation, Durst Zunge: gelber klebriger Belag der Wurzel, rote Punkte an der Wurzel Puls: schlüpfrig, etwas schnell	LG20, Gb28, Ma30, Ma36, KG4, KG6, Bl23, Di4, Le8, Ni6, MP6
Stein-Dysurie	Steine oder Sand im Harn, schwierige Miktion, Schmerz im Hypogastrium und Sakralbereich, Hämaturie Zunge: rot, dicker klebriger Belag an Wurzel Puls: schnell, saitenförmig links proximal	Bl22, Ma28, MP9, KG6, KG3, Bl28, Bl63, Bl39, Ni2 alle sedieren, kein Moxa
Qi-Dysurie	Fülle: erschwerte und schmerzhafte Miktion, Schmerz und Distension Hypogastrium, Reizbarkein Puls: saitenförmig, tief Leere: erschwerte Miktion, schwacher Harnstrahl, geringe Distension im Hypogastrium, Müdigkeit Zunge: blass Puls: schwächlich	KG3, KG5, Bl28, Le3, Le5, Le8, Bl64, MP6, Ma36, KG6, LG20, Lu7, Ni6, Dü3, Bl62 sedierend oder neutral nadeln, beim Fülle-Typ tonisieren, Moxa beim Leere-Typ
Blut-Dysurie	Fülle: schwierige Miktion, brennender Schmerz während Miktion, Blut im Harn, psychische Unruhe, evtl. kleine Klumpen im Harn Zunge: rot Puls: schnell, voll in mittlerer Ebene Leere: helles Blut im Harn, leichte Miktionsbeschwerden, wenig Schmerz, Kreuzschmerzen, Depression, abendliches Hitzegefühl Zunge: rot und geschält Puls: schnell, oberflächlich, leer	Le3, Ni2, KG3, Bl28, Bl63, MP10, Bl17, MP6, KG4, Ni6 beim Fülle-Typ sedieren, beim Leere-Typ tonisieren, kein Moxa
Trübe Dysurie	Fülle (Nässe): trüber/wolkiger Harn, evtl. Blut-/Sedimentbeimengungen, schwierige Miktion Zunge: klebriger Belag Puls: schlüpfrig, voll Leere (Qi-Mangel mit etwas Nässe): wolkiger, trüber Harn, etwas erschwerte Miktion, Müdigkeit, Schwindel, tiefer Kreuzschmerz Zunge: blass, klebriger Belag Puls: schwächlich, oberflächlich	KG3, Bl22, Bl28, Bl23, Ni7, KG6, KG9, Ma38, MP9, MP6 bei Fülle sedieren oder neutral nadeln, bei Leere tonisieren

Muster	Symptome	Punkte
Erschöpfungs-Dysurie	schwierige Miktion in mehreren Etappen, kein Brennen, häufiger Harndrang, Nachtröpfeln nach Miktion, ziehendes Gefühl im Hypogastrium, Erschöpfung, Rückenschmerzen, Depression, Kältegefühl Zunge: blass Puls: schwächlich	Bl23, KG4, Bl28, LG20, Ma36, MP6, MP9, KG6, Ni3, LG4 tonisieren evtl. moxen

8.23.2 Enuresis, Inkontinenz, Harnretention, Hämaturie

Definition Symptome, die mit Kontrollverlust des Harnfluss einhergehen.

Ätiologie

- schwache Konstitution
- Schock
- hohes Alter
- übermäßige sexuelle Betätigung
- chronischer Husten
- Niederkunft.

Muster	Symptome	Punkte
Lungen-Qi-Mangel	häufiger Harndrang, Harn kann nicht zurück gehalten werden evtl. leichte Inkontinenz beim Husten/Niesen, Harnträufeln, schwache Stimme, Müdigkeit, leichtes Schwitzen, Atemnot Zunge: blass Puls: schwächlich	Bl13, LG12, LG20, Lu7, KG6, Bl23, Bl28, Bl53 tonisieren, evtl. Moxa
Milz-Qi-Mangel	leichte Inkontinenz, Harndrang, häufiges Miktionsbedürfnis, Unfähigkeit Harn zurück zu halten, weicher Stuhl, Müdigkeit, Appetitmangel Zunge: blass Puls: schwächlich	Bl20, Ma36, KG12, LG20, KG6, Bl23, Bl28, Bl53 tonisieren, Moxa kann verwendet werden
Nieren-Yang-Mangel	häufige Miktion, Nykturie, leichtes Harnträufeln, Enuresis nocturna bei Kindern, Inkontinenz alter Menschen, heller Urin, Erschöpfung, Schwindel, Tinnitus, Schwäche, Schmerz in Lumbalregion und Knien, Kältegefühl Zunge: blass und nass Puls: schwächlich, tief	Bl23, LG4, Ni7, KG6, KG4, LG20, Bl28, Bl53, Bl32, MP6, He7, Yintang alle Punkte tonisieren und Moxa außer He7 und Yintang, die beide neutral genadelt werden sollten
Nieren-Yin-Mangel	Harninkontinenz, spärlicher Harn, Nachträufeln nach Miktion, dunkler Harn, trockener Rachen, Schwindel, Tinnitus, »fünf heiße Herzen«, Schlafstörungen Zunge: rot, belaglos Puls: oberflächlich, leer	KG4, Ni3, MP6, Bl23, Bl28 alle tonisieren, kein Moxa
Leber-Feuer ergießt sich abwärts	Enuresis nocturna bei Kindern, nächtliches Zähneknirschen, unruhiger Schlaf, Alpträume, Durst, bitterer Mundgeschmack, Schmerzen im Hypochondrium Zunge: rot, gerötete Ränder, gelber Belag Puls: saitenförmig, schnell	Le2, He7, MP6, Yintang, Bl28 alle sedieren außer Bl28, den tonisieren

8.24 Urethritis, Zystitis

Ätiologie

- chronisch rezidivierende Infektionen vaginal
- mangelnde bzw. übermäßige Intimhygiene
- Nylonunterwäsche, Intimsprays etc.

Punkte KG2, KG3, KG6, Bl23, Bl28, Bl31, Le3, MP6, MP9, Ni3, Ni6
Hauptpunkte dabei: KG3, Bl23, MP6, Le3 in der Akutphase sedieren, bei chronischer Leere Moxa möglich.

8.25 Unterbauchschmerzen ohne Organbefund

Treten die Schmerzen im Zusammenhang mit der Regel auf, so kommen die Muster der **schmerzhaften Regelblutung** in Frage, siehe Kap. 8.7.

8.25.1 Chronische Unterbauchschmerzen

Punkte Di4, MP6, MP9, Ma36, Ni3, KG3, KG6, LG3, LG4, LG20, lokaler Punkt im Verlauf des Blasenmeridians zwischen Bl23 und Bl31, Le3.

8.25.2 Bauchschmerz allgemein

Definition Abdominale Schmerzen, vom Darm ausgehend.

Ätiologie

- äußere pathologische Faktoren (Kälte, Nässe)
- emotionale Belastungen
- falsche Ernährung.

Muster	Symptome	Punkte
Kälte im Darm	starker Bauchschmerz, Verschlimmerung durch Druck und kalte Speisen und Getränke, Besserung durch Wärme und warme Getränke, kein Durst, heller Harn, weicher Stuhl/Obstipation Zunge: weißer, klebriger Belag Puls: schlüpfrig, voll, gespannt	Ma25, MP15, Ma27, KG10, MP6, Ma36 sedieren oder neutral, Moxa muss angewendet werden
Nässe-Hitze im Darm	Bauchschmerz mit Verschlimmerung durch Druck und heißes Essen, Schweregefühl thorakal, weiche, übel riechende Stühle, Schleim-, Blutbeimengung zum Stuhl, Brennen des Anus, Durst, leichtes Schwitzen, dunkler Harn Zunge: rot, dicker gelber, klebriger Belag Puls: schlüpfrig, schnell	Ma25, Bl25, Di11, KG10, MP9, MP6, 3E6, Ma37 sedierend oder neutral nadeln, kein Moxa
Nahrungs-Stagnation	Bauchschmerz mit Verschlimmerung durch Druck und nach Essen, Völlegefühl abdominal, Aufstoßen, saurer Reflux, Diarrhö, Obstipation Zunge: dicker Belag Puls: schlüpfrig	KG10, KG6, MP15, MP16, Ma27, 3E8, Ma36, Bl25, Bl27 sedierend oder neutral nadeln, Moxa möglich wenn Kälte-Symptome vorhanden
Qi-Stagnation	Schmerzen und Distension des Abdomens in Abhängigkeit vom emotionalen Zustand, Gefühl des Aufgeblasensein, Obstipation, Reizbarkeit, Aufstoßen Zunge: evtl. Rötung der Ränder Puls: etwas gespannt	KG6, Pe6, Pe7, 3E6, Gb34, Le3, Bl18, MP6 sedierend oder neutral nadeln
Blut-Stase	starke abdominale Schmerzen, Resistenzen im Abdomen, dunkler Teint Zunge: purpurn Puls: tief und rau / tief und haftend	KG6, Pe6, Pe7, 3E6, Gb34, Le3, Bl18, MP6, MP10, Bl17, Ni6, Lu7 sedierend oder neutral nadeln

8.26 Uterus myomatosus

Myome sind schwer zu behandeln. Bei kleinen Myomen (bis 2 cm) besteht die Möglichkeit sie zum Verschwinden zu bringen. In China u. a. Behandlung mit Kräutertherapie. Linderung der Symptome (Schmerzen) aber durchaus mit Akupunktur möglich.

Folgende Krankheitsbilder kommen in Frage (siehe dort)

- schmerzhafte Regelblutung (selten): Kap. 8.7
- Überfluten und Durchsickern: Kap. 8.10
- abdominale Resistenzen (große Myome): Kap. 8.17.

Zwei weitere Muster (bei Uterus myomatosus und Endometriose)

Muster	Symptome	Punkte
Leber-Blut-Stau	Bauchschmerzen, klumpige Blutung, wenig, dunkles Blut Zunge: purpurn, dunkle Flecken Puls: tief, gespannt	Gb34, Le3, Bl18, MP10, KG6 alle sedieren, kein Moxa
Blut-Stau verlangsamt Qi- und Blutfluss in Ren Mai und Chong Mai		Bl17, MP10, MP6, KG3, KG6, Ma36, Bl40 Technik, je nachdem ob durch Kälte oder ohne Kälte bedingt

8.27 Endometriose

Ebenfalls schwer zu behandeln. Symptome (Schmerzen) lassen sich effektiv mit Akupunktur lindern oder beseitigen

Folgende Muster kommen in Frage (siehe dort):

- schmerzhafte Regelblutung: Kap. 8.7
- selten: abdominale Resistenzen: Kap. 8.17
- siehe auch die zwei Muster: Kap. 8.26.

8.28 Ovarialzyste

Siehe Kapitel 8.17 – Abdominale Resistenzen.

8.29 Postoperative Schmerz- und Funktionsstörungen

8.29.1 Postoperative Blasenentleerungsstörung

Mögliche Punkte KG2, KG3, KG4, KG6, LG3, LG4, Bl23, Bl28, Bl31, Bl32, Bl62, Bl67, Le3, MP6, MP9, Ma29, Ni3, Ni6, LG20

Sonstige Punkte MP6, MP9, KG2, KG3, KG4, Ma29, Ni3, Bl62, LG20.

8.29.2 Postoperative Schmerzzustände

Mögliche Punkte Di4, Ma36, MP6, lokale Punkte im Bereich der Operation, z. B. Unterbauch KG4, KG6, Ma29, lokale Ah-Shi-Punkte, übergeordnete psychische Gesamtregulation LG20, Pe6, He7.

8.29.3 Narbenbehandlung

Möglichkeit Setzen jeweils einer Nadel am Ende der Narbe, wobei die Nadeln schräg aufeinander zu gestochen werden, Abstand des Einstichs zur Narbe sollte 1cm sein.

Möglichkeit Vor allem bei quer verlaufenden Narben am Unterbauch »Kurzschluss der Meridiane« Einstich der Nadeln ca. 1cm ober- und unterhalb der Narbe. Die Nadeln werden aufeinander zu gestochen. Wichtig vor allem für Ren Mai-, Nieren- und Magen-Meridian.

Manuelle Lösung Sehr wichtig, Patientin anlernen die Narbe zu streicheln/bearbeiten, sobald sie vollständig verheilt ist (mind. 10 Tage post Op.)

- mit Ringelblumensalbe eincremen (1–2x täglich, mehrere Wochen)
- leichte Massage anfangs, v.a. regelmäßig in alle Richtungen, oberflächlich und tief

8.30 Begleitende Behandlung bei psychosomatischen Beschwerden

Mögliches Behandlungskonzept Auswahl von Lokalpunkten, z. B. KG3, KG4, KG6, KG12, Ma29, Ma25, Ni16

- Ah-Shi-Punkte je nach Lokalisation der Beschwerden: LG3, LG4, Bl23 bis 31 plus entsprechende Fernpunkte der betroffenen Meridiane Bl60, Bl62, Ni3, Ni6, Ma36, MP6, Le3
- + übergeordnet psychisch regulierende Punkte wie LG20, Pe6, He7 bzw. Schmerzpunkte wie Di4.

8.31 Begleitende Behandlung bei Störung der sexuellen Funktion

Fehlendes sexuelles Interesse

Leere von Ren Mai und Yin Qiao Mai	Lu7, Ni6, KG4
Herz-Qi und Yang-Leere	He7 tonisieren, LG4, LG11, LG14, LG20, Ni3, tonisieren bzw. Moxa

8.32 Lichen sclerosus et atrophicans mit und ohne Pruritus

Mögliche passende chinesische Krankheitsbilder und Muster finden sich bei

- Fluor vaginalis: Kap. 8.18
- Pruritus vaginalis Kap. 8.19
- Vulvaekzem: Kap. 8.21.

8.33 Beschwerden nach Mastektomie

Akupunktur kann Schmerzen lindern und die Armbeweglichkeit verbessern. Behandlung mit vorsichtiger Nadeltechnik.
Es darf am Arm und im Achselbereich der betroffenen Seite akupunktiert werden.

Mögliche Punkte Di4, Di10, Di11, Pe6, Lu9, He3, He7, lokale Ah-Shi-Punkte nach Tastbefund.

8.34 Begleitende Behandlung in der onkologischen Therapie

Unterstützende Maßnahmen bei Tumoren und Krebs:

Punkte Di4, Ma36 und Punkte auf dem Ren Mai als ergänzende Schmerztherapie, ansonsten mit Kräutermedizin zu behandeln.

- Allgemein psychisch unterstützende Behandlung, psychisches Schema nach *Römer:* Pe6, He7, LG20 bzw.
- antidepressives Dreieck nach *Gabriel:* Pe6, He7, Lu9.

8.35 Übelkeit und Erbrechen bei Chemotherapie

Möglichst mehrere Stunden vor Beginn der Chemotherapie beginnen, während der Chemotherapie kann die Behandlung wiederholt werden.

Mögliche Punkte LG20, Pe6, KG12, KG15, KG17, Ma36, He3, He7

Hauptpunkte LG20, Pe6.

8.36 Entzündliche Erkrankungen des kleinen Beckens

Adnexitis KG4, KG6, Bl23, Bl31, MP6, MP9, Ni3, Ni6, Ma36, LG4, Di4, Di11
Hauptpunkte: Di11, MP6, KG4, KG6, Bl23
Bei akuten Entzündungszeichen sedieren, ansonsten bei chronischem Verlauf Moxa möglich.

9 Anhang

9.1 Die wichtigsten Anamnesefragen

- Wie alt sind Sie?
- Warum kommen Sie zur Behandlung?
- Haben Sie noch andere Schwierigkeiten/Beschwerden?
- Wie ist ihre Krankengeschichte, Operationen, Unfälle, Krankheiten, Krankenhausaufenthalte?
- Krankheitsgeschichte Ihrer Familie?
- Wie ist die Entwicklung Ihrer Gefühle verlaufen?
- Aktuelle Gefühlslage?
- Lieblingsfarbe?
- Welche Jahreszeit gefällt Ihnen besonders/gar nicht?
- Welches Klima?
- Zu welcher Tageszeit fühlen Sie sich besser/schlechter?
- Geschmack – Vorliebe/Abneigung?
- Kopf: Schmerzen/Schwindel?
- Augen, Brille?
- Ohren, Nase, Geruchssinn?
- Atemwege: Nasenbluten?
- Mund: Zähne, Entzündungen?
- Haut: trocken, blaue Flecken, Ausschläge?
- Haar / Kopfhaut?
- Fuß-/Fingernägel?
- Knochen / Muskeln?
- Wasserlassen, Verdauung, Stuhlgang?
- Schwitzen?
- Schlaf: Einschlafen, Durchschlafen, Dauer, Müdigkeit, Träume?
- Rauchen, Alkohol, Trinken allgemein?
- Ernährung?
- Medikamente?
- Menstruationszyklus?

Ein Anamnesebogen-Muster finden Sie ab Seite 135.

9.2 Wichtige Steuerungspunkte der Hauptmeridiane

	Lu	Di	Ma	MP	He	Dü	Bl	Ni	Pe	3E	Gb	Le
Alarmpunkt (Mu-Punkt)	Lu1	Ma25	KG12	Le13	KG14	KG4	KG3	Gb25	KG17	KG5	Gb24	Le14
Zustimmungs-punkt (Shu-Punkt)	Bl13	Bl25	Bl21	Bl20	Bl15	Bl27	Bl28	Bl23	Bl14	Bl22	Bl19	Bl18
Xi-(Akut-)Punkt (Spaltpunkt)	Lu6	Di7	Ma34	MP8	He6	Dü6	Bl63	Ni5	Pe4	3E7	Gb36	Le6
Luo-Punkt (Passagepunkt)	Lu7	Di6	Ma40	MP4	He5	Dü7	Bl58	Ni4	Pe6	3E5	Gb37	Le5
Yuan-Punkt (Quellpunkt)	Lu9	Di4	Ma42	MP3	He7	Dü4	Bl64	Ni3	Pe7	3E4	Gb40	Le3
Tonisierungs-punkt	Lu9	Di11	Ma41	MP2	He9	Dü3	Bl67	Ni7	Pe9	3E3	Gb43	Le8
Sedierungs-punkt	Lu5	Di2	Ma45	MP5	He7	Dü8	Bl65	Ni1/2	Pe7	3E10	Gb38	Le2
He-Punkte	Lu5	Di11	Ma36	MP9	He3	Di8	Bl40	Ni10	Pe3	3E10	Gb34	Le8
Unterer He-Punkt		Ma37	Ma36			Ma39	Bl40			Bl39	Gb34	

9.3 Die 5 Transportpunkte

	Lu	Di	Ma	MP	He	Dü	Bl	Ni	Pe	3E	Gb	Le
Jing-Quellen	Lu11	Di1	Ma45	MP1	He9	Dü1	Bl67	Ni1	Pe9	3E1	Gb44	Le1
Ying-Bach	LU10	Di2	Ma44	MP2	He8	Dü2	Bl66	Ni2	Pe8	3E2	Gb43	Le2
Shu-Fluss	Lu9	Di3	Ma43	MP3	He7	Dü3	Bl65	Ni3	Pe7	3E3	Gb41	Le3
Jing-Stau	Lu8	Di5	Ma41	MP5	He4	Dü5	Bl60	Ni7	Pe5	3E6	Gb38	Le4
He-Meer	Lu5	Di11	Ma36	MP9	He3	Dü8	Bl40	Ni10	Pe3	3E10	Gb34	Le8

9.4 Kardinalpunkte = Öffnungspunkte = Schlüsselpunkte der 8 außerordentlichen Gefäße

Du Mai	Dü3	Yang Qiao Mai	Bl62
Ren Mai	Lu7	Yin Qiao Mai	Ni6
Dai Mai	Gb41	Yang Wei Mai	E5
Chong Mai	MP4	Yin Wei Mai	Pe6

9.5 Chinesische Meisterpunkte

Punkt	Meisterpunkt für
Le13	Vollorgane
KG12	Hohlorgane
KG17	Atmung
Bl17	Blut
Gb34	Muskeln, Sehnen
Lu9	Blutgefäße
Bl11	Knochen
Gb39	Mark-/Rückenmark

9.6 Europäische Meisterpunkte nach der Wiener Schule der Akupunktur

Punkt	Meisterpunkt für
He3	Depression
Dü3	Spasmolyse, Schleimhaut
Bl21	Magen
Bl31	Klimakterium
Bl54	Hautkrankheiten, China: alle Schmerzen in Lumbalregion und Bein
Bl60	Alle Schmerzen im Blasen-Meridianverlauf
Bl62	Schlaflosigkeit (zusammen mit Ni6)
Ni6	Schlaflosigkeit (zusammen mit Bl62), nicht lokalisierbare Schmerzen
Pe6	Erbrechen, China: Thorax
3E4	Vasomotorischer Kopfschmerz
3E5	Kleine Gelenke
3E15	Wetterfühligkeit
Gb34	Sehnen, Muskeln
Gb41	Große Gelenke
Lu11	Halskrankheiten
Lu7	Stau; China: Kopf
Lu9	Gefäßkrankheiten, Arrhythmien
Di1	Zahnschmerzen
Di4	Hauptanalgesiepunkt der oberen Körperregion, China: Mund, Hals
Di15	Obere Extremität
Ma36	Hyper-/Hypotonie, Hormonhaushalt, Psyche – »göttlicher Gleichmut«, Magen-Darm-Trakt, Füße und Knie; China: Bauch
MP5	Bindegewebige Schwäche
MP4	Durchfall
Du Mai 4	Sex
Du Mai 13	Erschöpfung

9.7 Meridiane und Wirkungen der Akupunkturpunkte

Lungen-Meridian

Lu1 – Mu-Lunge

- beseitigt Fülle, Stagnation
- stärkt Lungen-Qi und Milz-Qi

Lu7

- reguliert Menstruation
- nähren Yin und Blut
- tonisiert Niere
- bewegt Qi in Oberen Erwärmer
- Lu7 – re + Ni6 li reguliert Ren Mai, tonisiert Uterus

Lu9

- nährt Lungen-Yin
- bringt Körperseele (Po) zum verweilen

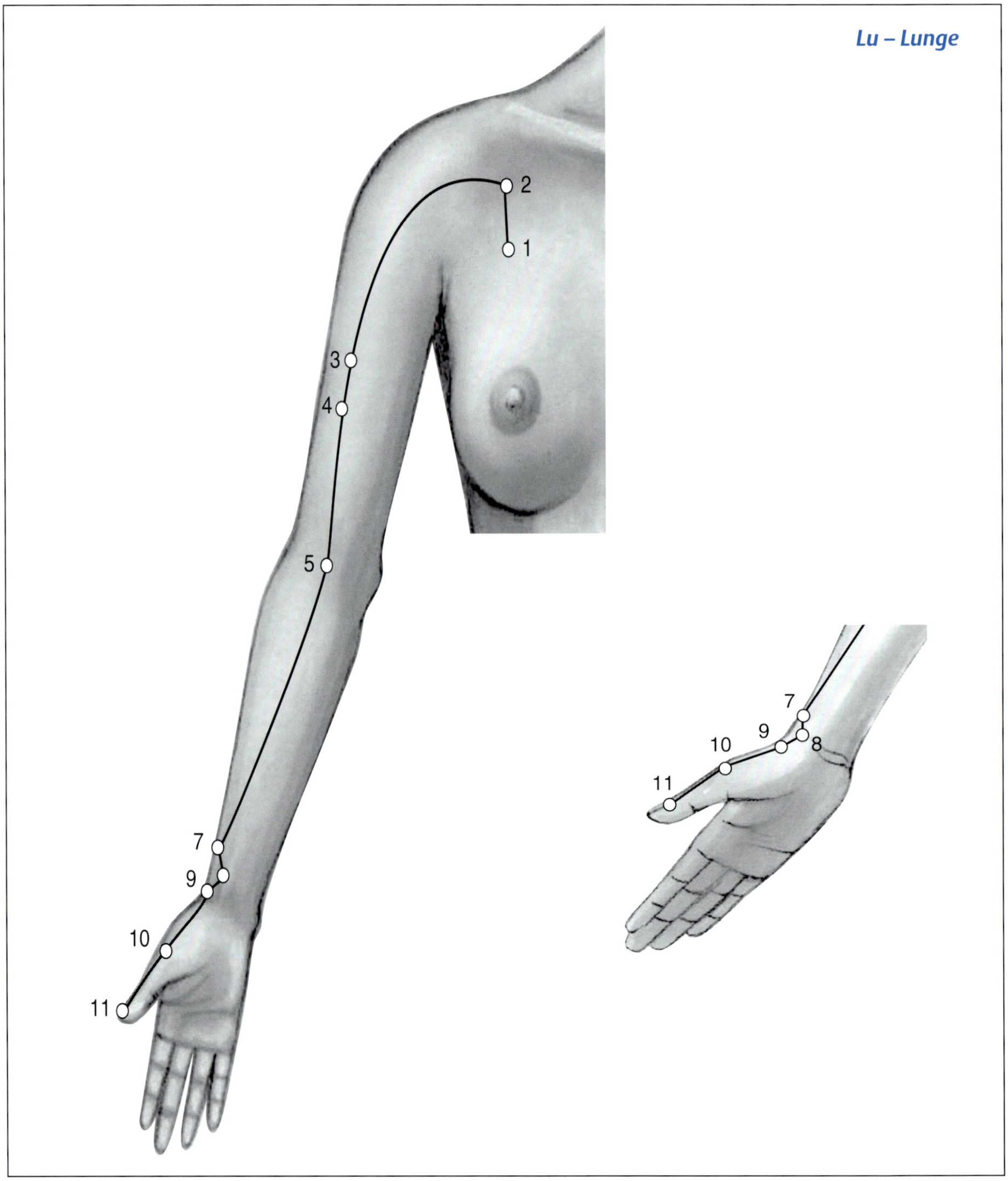

Dickdarm-Meridian

Di4
- reguliert Auf- und Absteigen von Qi
- hilft Leber-Feuer zähmen
- +Le3: unterdrückt Wind, beeinflusst Geist
- beruhigt Geist

Di6
- Passage (Luo-)Punkt
- unterstützt Wassermetabolismus

Di11
- beseitigt Hitze
- kühlt Blut
- beseitigt Nässe-Hitze
- stillt Blutungen

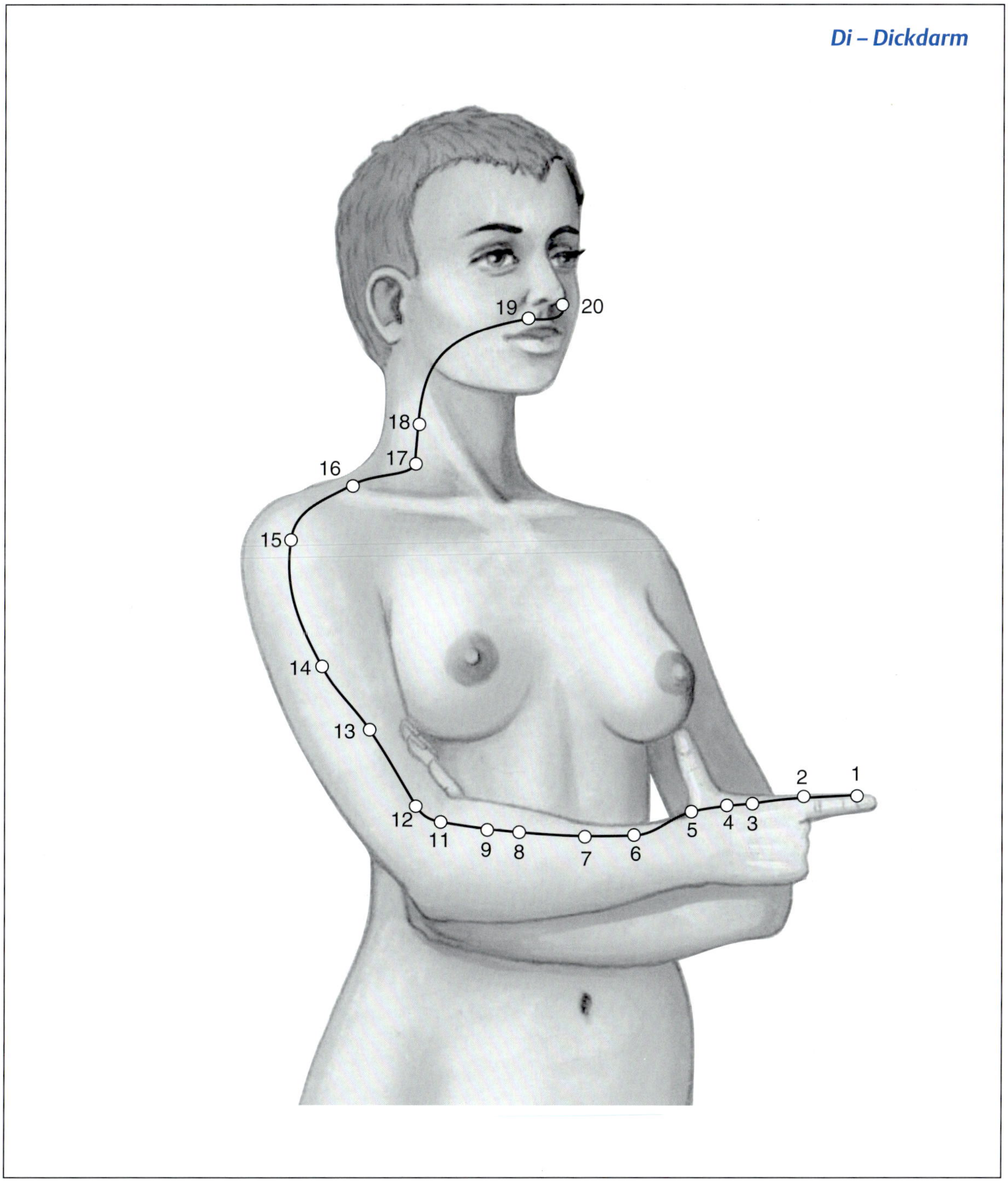

Magen-Meridian

Ma1–8: lokale Punkte u. a. bei Kopfschmerzen

Ma8
- beruhigt Geist, löst Schleim am Kopf

Ma15
- lokaler Brustpunkt

Ma16
- lokaler Brustpunkt

Ma18
- löst Schleim (u.a. Thorax)

Ma21
- bei akutem Füllezustand des Magens

Ma25
- Alarmpunkt Dickdarm
- +Moxa: vertreibt Kälte, bewegt Blut
- stimuliert Meer des Blutes (Chong Mai)

Ma27
- löst Nässe im Unteren Erwärmer auf
- lässt Qi absteigen
- lindert Bauchschmerzen

Ma28
- fördert Umwandlung – Ausscheiden der Flüssigkeiten durch 3-Erwärmer
- Moxa: vertreibt Kälte aus Uterus
- löst Nässe im Unteren Erwärmer und Uterus auf

Ma29
- +Moxa: vertreibt Kälte aus Unterbauch
- belebt Blut im Uterus und Unteren Erwärmer
- leitet Nässe aus Unterem Erwärmer aus
- reguliert Blut

Ma30
- wichtiger Punkt des Chong Mai
  - bewegt Qi und Blut im Unterbauch
  - belebt Blut
- unterstützt Umwandlung von Schleim

Ma34
- Xi-(Akut-)Punkt fördert Absteigen des Magen-Qi

Ma36
- stärkt Milz, hebt Qi
- tonisiert Qi und Blut allgemein
- unterstützt Zerstreuung von Kälte
- +Moxa: tonisiert Qi und Yang allgemein
- tonisiert Milz-Qi
- nährt Blut, stärkt Leber
- reguliert Bao Luo (Uterus-Leitbahn)
- +MP6 stärkt Lunge (Erde – Metall)

Ma37
- Unterer He-Punkt des Dickdarms
- bei Diarrhö statt Ma36
- reguliert Dickdarm

Ma39
- Unterer He-Punkt des Dünndarms
- speziell bei Bauchschmerzen

Ma40
- löst Schleim auf
- wirkt auf Thorax

Ma44
- zur Ausleitung von Magen-Feuer
- stoppt Blähungen

Ma45
- Ausleitung von Magen-Feuer
- kräftigt Zirkulation von Qi und Blut im Magen-Meridian
- wirkt auf Geist

Ma – Magen

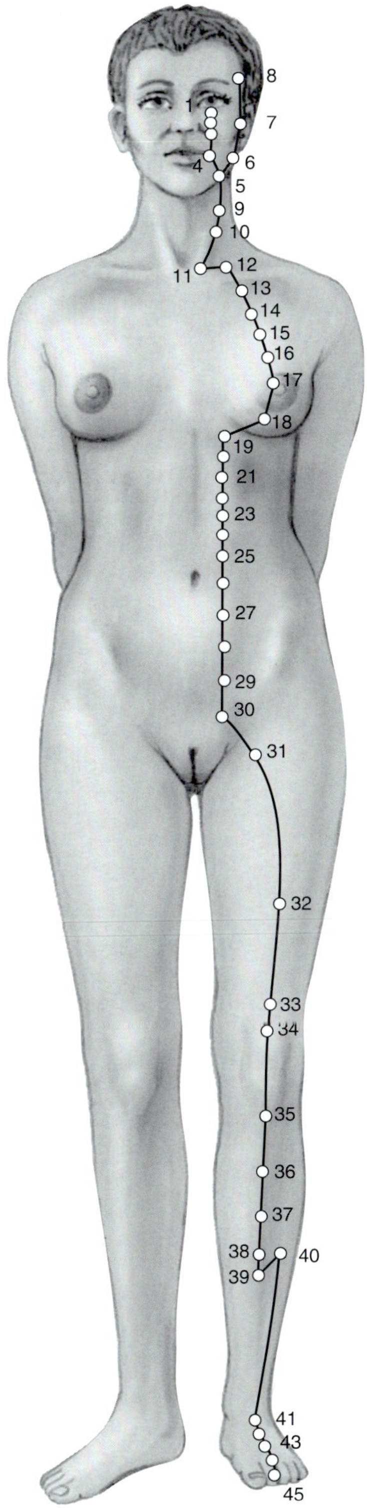
8
1
7
4
6
5
9
10
11
12
13
14
15
16
17
18
19
21
23
25
27
29
30
31
32
33
34
35
36
37
38
40
39
41
43
45

Milz-Meridian (= Milz/Pankreas)

MP1
- empirischer Punkt zum Stillen von Blutungen (mit Moxa)

MP2
- bei Stagnationen im Verlauf des Meridians (alle 3E)
- vertreibt Hitze
- tonisiert Milz-Yang, Milz-Feuer

MP3
- tonisiert Milz
- Moxa: wärmt Yang

MP4
- +Pe6 reguliert Chong Mai (»Meer des Blutes«)
  - unterdrückt reb. Qi
  - belebt Blut

MP6
- stärkt Milz, hebt Qi
- reguliert Menstruation
- kühlt Blut
- beruhigt Leber
- nährt Leber- und Nieren-Yin
- tonisiert Qi und Blut allgemein
- bewegt Blut, beendet Schmerzen
- +Moxa: tonisiert Qi und Yang allgemein
- belebt Blut
- tonisiert Milz-Qi
- nährt Blut, stärkt Leber
- löst Nässe auf
- +Ma36: stärkt Lunge (Erde-Metall)
- unterstützt Besänftigung Leber und Beruhigung des Geistes

MP8
- Akut-Punkt, beendet Gebärmutterblutungen
- +Le3 beseitigen Hitze, beenden Gebärmutterblutungen
- bewegt Blut, beendet Schmerzen
- belebt Blut

MP9
- löst Nässe auf u.a. im Unteren Erwärmer
- löst Schleim auf

MP10
- beseitig Hitze
- kühlt Blut
- belebt Blut
- beendet Schmerzen

MP12
- Punkt des Chong Mai
- belebt Blut

MP14
- bewegt Qi und Blut im Unterbauch

MP15
- Moxa: vertreibt Kälte aus Darm, lindert Schmerzen
- unterstützt Stuhlgang, lindert abdominale Völle

MP16
- fördert Umwandlung durch Milz, unterstützt Stuhlgang, lindert abdominale Völle

MP – Milz/Pankreas

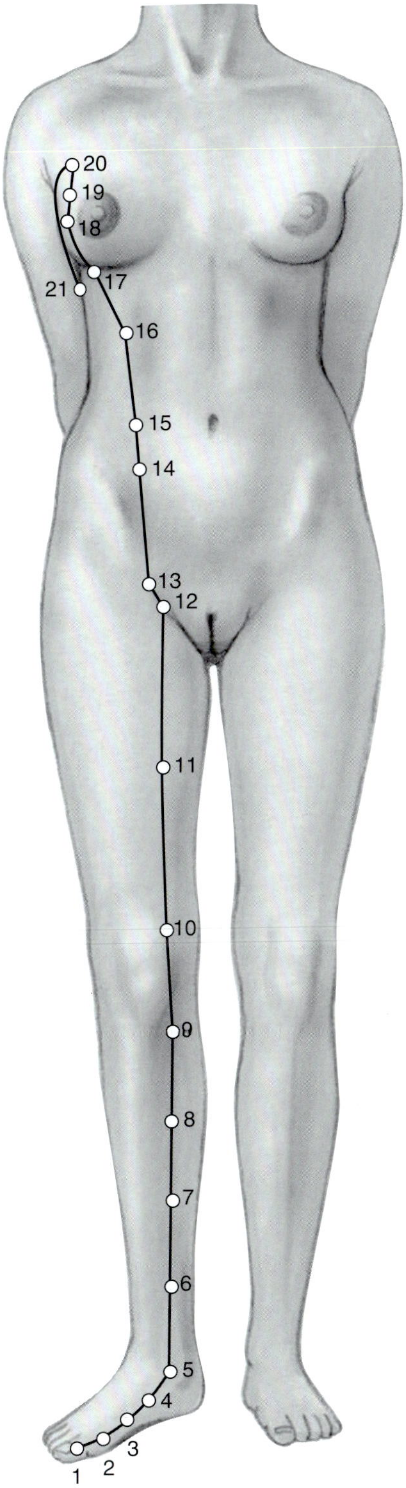

Herz-Meridian

He3
- vertreibt Herz-Feuer
- bewegt Stagnation im Herz-Meridian

He5
- reguliert
- klärt Verstand
- beruhigt Geist und Emotionen

He6
- bei Leere-Hitze
- gegen Nachtschweiß
- beruhigt Geist

He7
- bei genitalem Juckreiz durch Blut-Hitze

He8
- bei genitalem Juckreiz und Schlaflosigkeit durch Blut-Hitze

He9
- beseitigt Hitze und inneren Wind

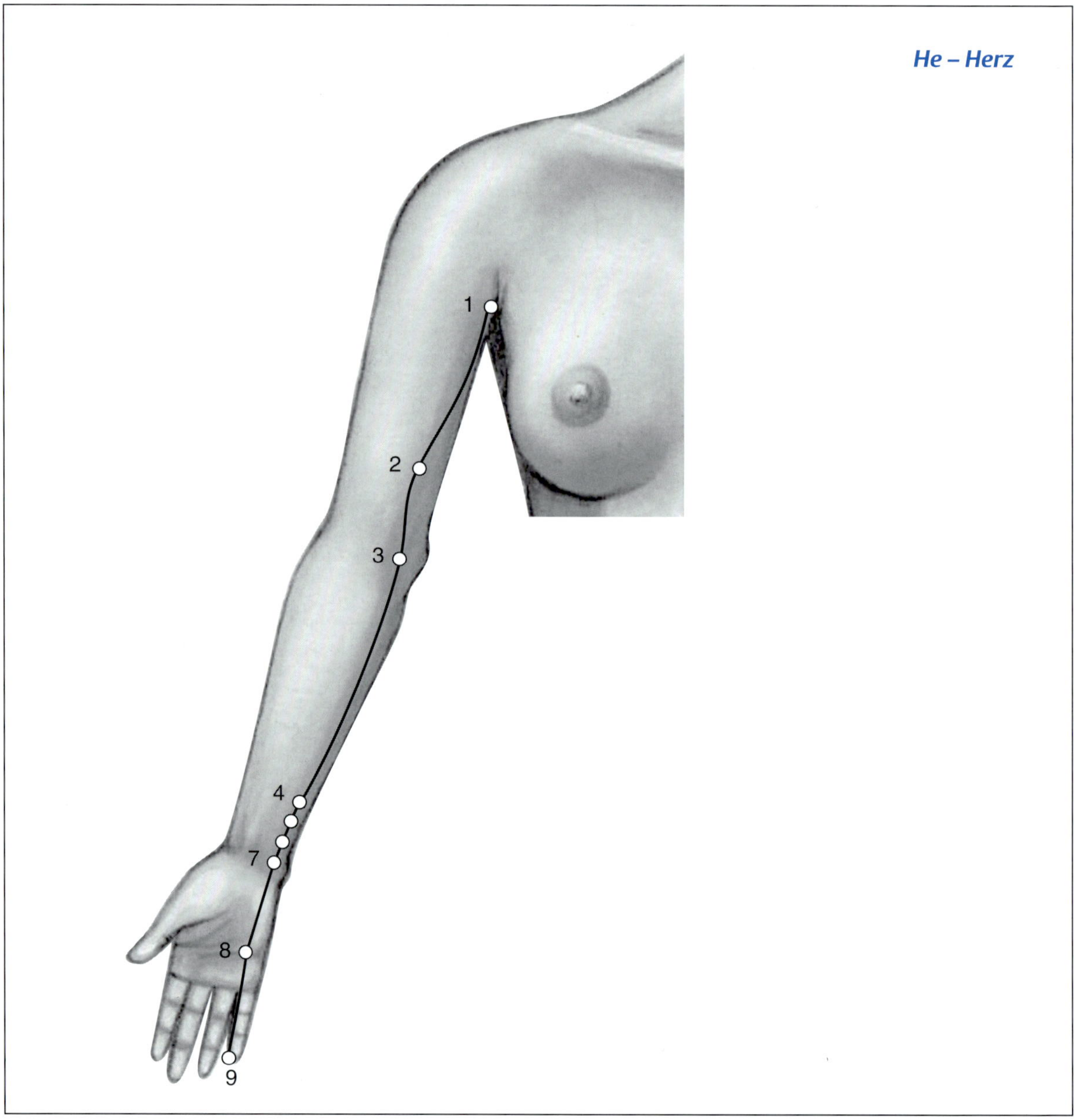

Dünndarm-Meridian

Dü1
- empirisch bei Mastitis, Laktationsschwäche
- bei Leere, Qi-Stagnation im Meridian

Dü2
- beseitigt Hitze des Dünndarm (Feuer-Herz-Dünndarm-Blase)

Dü3
- +Bl62 öffnet Du Mai

Dü11
- bei Enge im Thorax mit Pe6
- Mastitis mit Dü1

Dü – Dünndarm

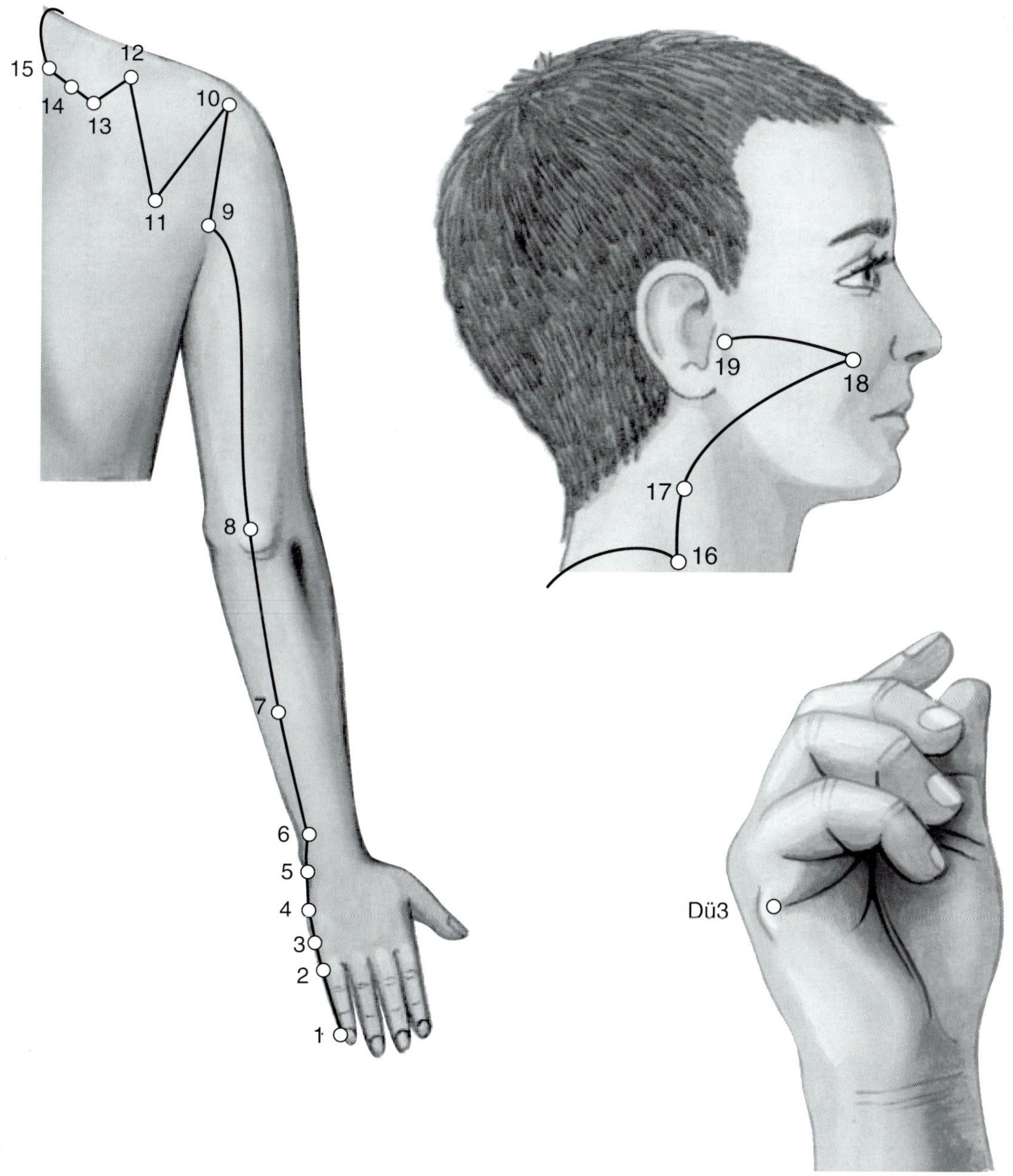

Blasen-Meridian

Bl2
- lokaler Punkt u.a. für Augen/Gesichtsprobleme, Kopfschmerzen

Bl10
- bei Kälte-Kopfschmerzen
- bei psychischen Problemen
- bei zerebralen Problemen

Bl11
- Meisterpunkt der Knochen
- tonisiert Blut

Bl13
- Shu-Punkt der Lunge
- tonisiert Qi

Bl14
- Shu-Punkt des Perikard
- Unbehagen, thorakal Hypogastrium, Epigastrium infolge Leber-Qi-Stagnation
- Dyspnoe, Schluckauf, Erbrechen

Bl16
- zerstreut Schleim
- führt Qi in Mitte und Tiefe

Bl17
- beseitigt Hitze
- kühlt Blut
- mit Moxa: nährt Blut
- belebt Blut

Bl18
- tonisiert Leber
- Moxa: tonisiert Leber-Blut
- beruhigt Leber
- bewegt Qi
- beseitigt Stagnation

Bl20
- tonisiert Milz/Milz-Qi
- nährt Blut
- Moxa: wärmt Yang

Bl21
- Shu-Punkt des Magens
- Moxa: wärmt Milz (u.a. mit Bl20)
- fördert Absteigen des Magen-Qi

Bl22
- fördert Umwandlung und Ausscheidung der Flüssigkeiten durch 3E (Unterer Erwärmer)
- löst Nässe auf

Bl23
- tonisiert Niere
- nährt Blut
- tonisiert und wärmt Nieren-Yang

Bl24
- u.a. bei akuter chronischer Ischialgie

Bl25
- Shu-Punkt des Dickdarms
- löst Nässe-Hitze auf

Bl27
- Shu-Punkt des Dünndarms
- bei Dünndarmproblemen

Bl28
- Shu-Punkt der Blase
- beseitigt Nässe und Hitze aus Blase

Bl30
- leitet Nässe-Hitze aus unteren Genitaltrakt aus

Bl32
- Moxa: vertreibt Kälte aus Uterus
- fördert Umwandlung der Flüssigkeiten
- wirkt auf Uterus, Urogenitaltrakt
- löst Nässe im Uterus auf
- belebt Blut

Bl33
- löst Nässe im Unteren Erwärmer, Genitalbereich

Bl39
- Unterer He-Punkt des 3E
- +Ni2 beseitigen Obstruktionen der Blase und befreit Wasserwege

Bl42
- beruhigt Geist
- öffnet Thorax
- bringt Körperseele (Po) zum Verweilen

Bl43
- für Perikard, v.a. psych. Aspekte

Bl44
- für Herz, v.a. psych. Aspekte

Bl49
- für Milz, v.a. psych. Aspekte

Bl51
- bewegt Qi
- beseitigt Stagnation in Mammagegend

Bl52
- tonisiert Niere und Essenz

Bl53
- hilft bei Erkrankungen des Geschlechtsorgans

Bl54
- belebt Blut
- wirkt auf Urogenitaltrakt
- Regelschmerzen im Sakrumgebiet

Bl60
- für Probleme im gesamten Verlauf des Blasen-Meridians (u.a.) Rückenschmerzen bei Kälte

Bl62
- Kardinalpunkt Yang Qiao Mai →Dü3
- Probleme im gesamten Blasen-Meridian

Bl63
- Xi-(Akut-)Punkt
- gegen Schmerzen und Obstruktion in Blasen-Leitbahn
- beendet Bluten (Blase)

Bl64
- Yuan-(Quell-)Punkt, stärkt Blase bei Leere

Bl66
- beseitigt Hitze der Blase

Bl 67
- tonisiert, Wirkung auf Uterus und Kind

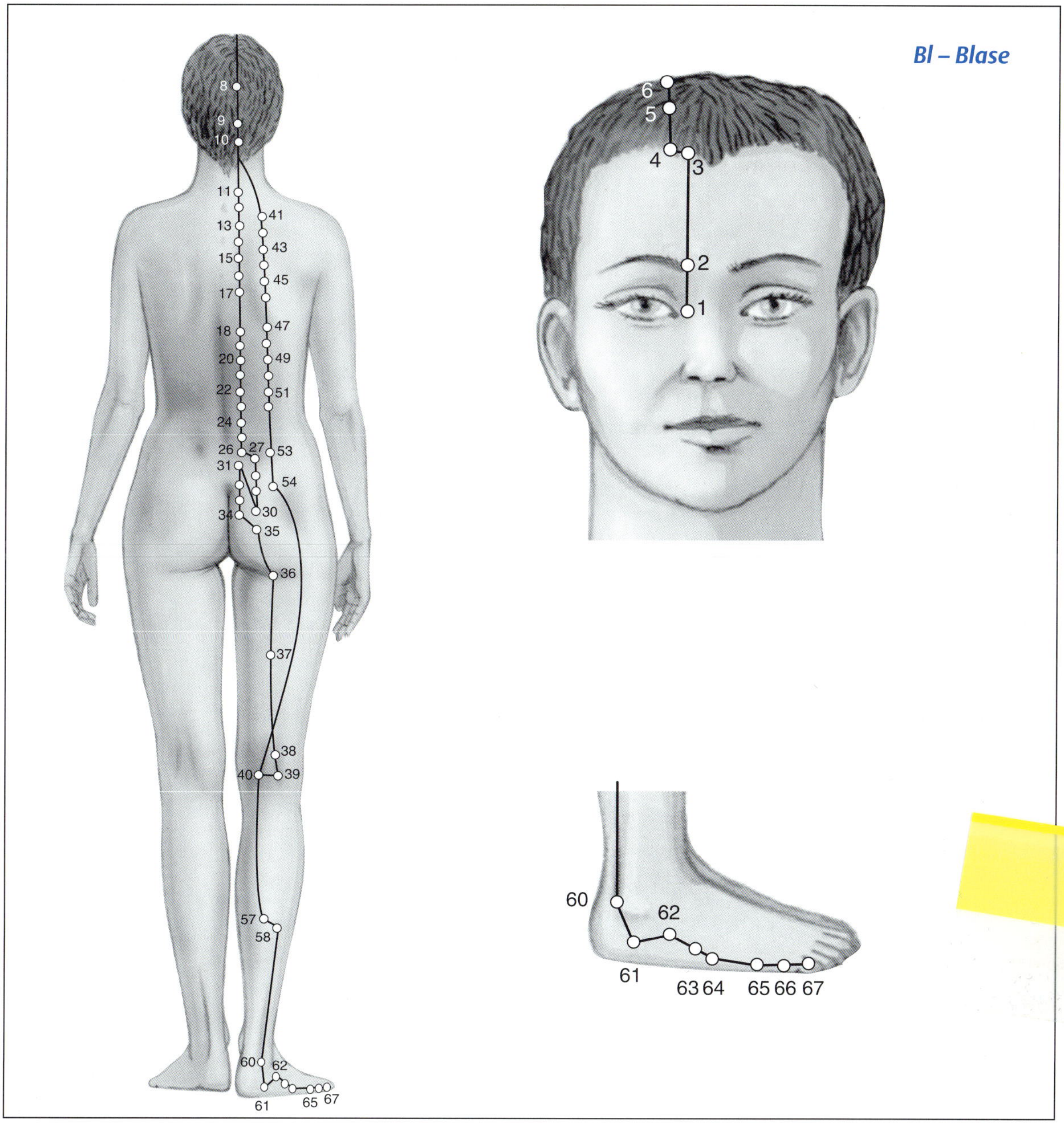

Nieren-Meridian

Ni1
- bei akutem Exzess, Feuer-Zuständen
- Moxa: bei Yin-Leere, um Wind zu beruhigen

Ni2
- +Le3 kühlt Blut
- beseitigt Leere-Hitze

Ni3
- tonisiert Niere
- nährt Leber- und Nieren-Yin
- unterstützt Leber beim Nähren des Blutes

Ni4
- Xi-(Akut-)Punkt
- beendet Blutungen

Ni5
- Xi-(Akut-)Punkt: beendet Blutungen
- kühlt Blut im Uterus

Ni6
- siehe auch Lu7
- bei Amenorrhö durch Traurigkeit
- beseitigt Stagnation im Unterbauch

Ni7
- tonisiert Niere, Nieren-Yang
- gegen Nachtschweiß
- vermindert Ödeme

Ni8
- mobilisiert Qi bei Nieren-Qi-Stagnation

Ni10
- nährt Nieren-Qi

Ni13
- festigt Chong Mai und Ren Mai
- stärkt Uterus
- Punkt des Chong Mai →tonisiert Chong Mai
- tonisiert Niere

Ni14
- Punkt des Chong Mai, bewegt Qi
- beseitig Stagnation Uterus und Chong Mai/ Unterer Erwärmer
- belebt Blut, bewegt Qi im Unteren Erwärmer

Ni16
- lokaler Punkt mit Wirkung auf den Uterus

Ni – Niere

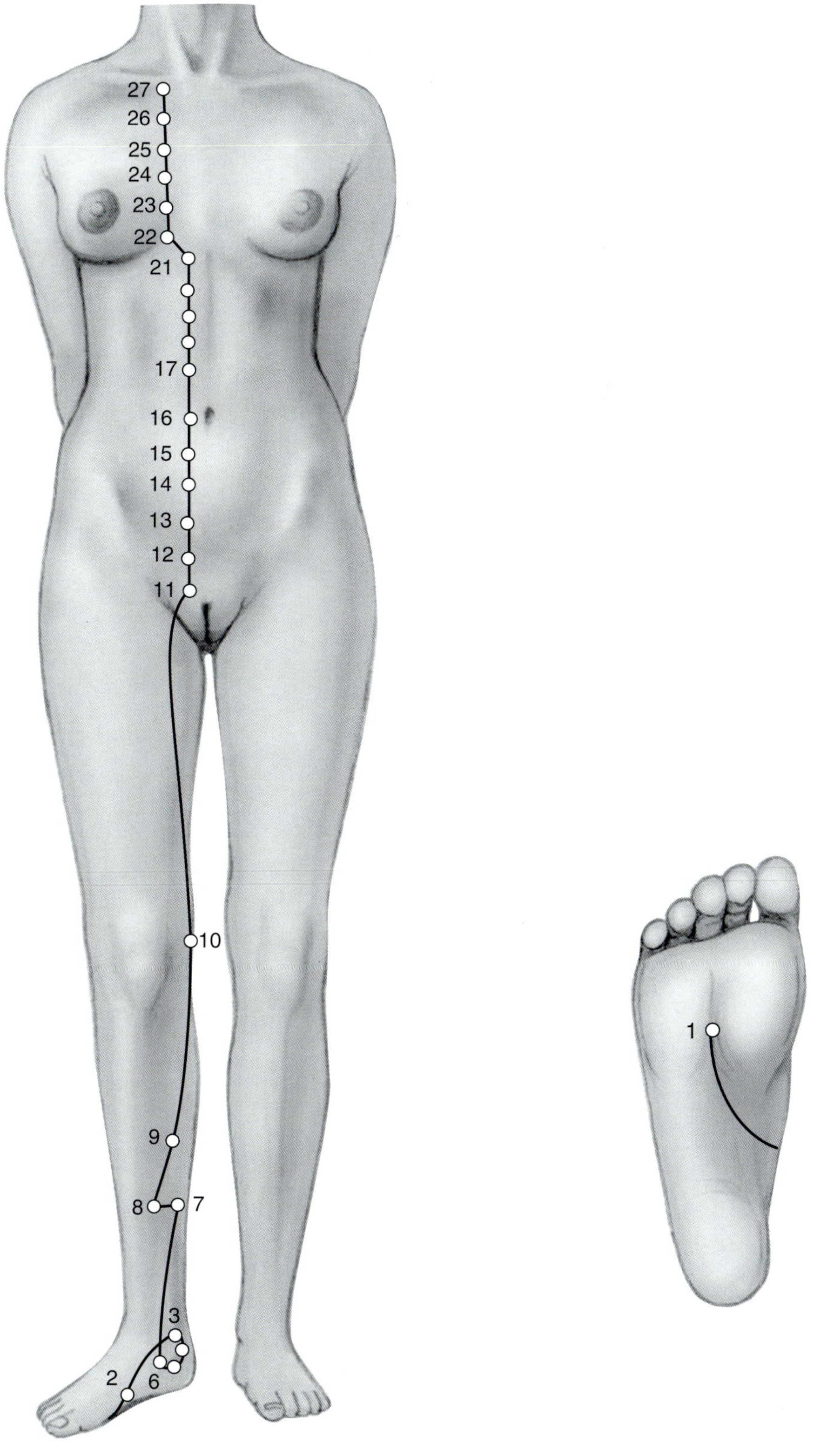

Perikard-Meridian

Pe1

- bei Stagnation und Blut-Stagnation

Pe3

- bei Exzess von Herz-Feuer

Pe5

- beseitigt Hitze, kühlt Blut
- löst Schleim auf

Pe6 → siehe auch MP4

- bewegt Leber-Qi (Jue-Yin-Meridian)
- beruhigt Geist
- bringt Wanderseele (Hun) zum Verweilen
- wirkt auf Thorax und Mammae
- hilft beim Unterdrücken von Leber-Yang

Pe7

- beruhigt Geist, bringt Wanderseele (Hun) zum Verweilen
- bewegt Leber-Qi (Jue-Yin-Meridian)
- bei ausgeprägten psych. Umstand

Pe9

- beseitigt Hitze

Pe – Perikard

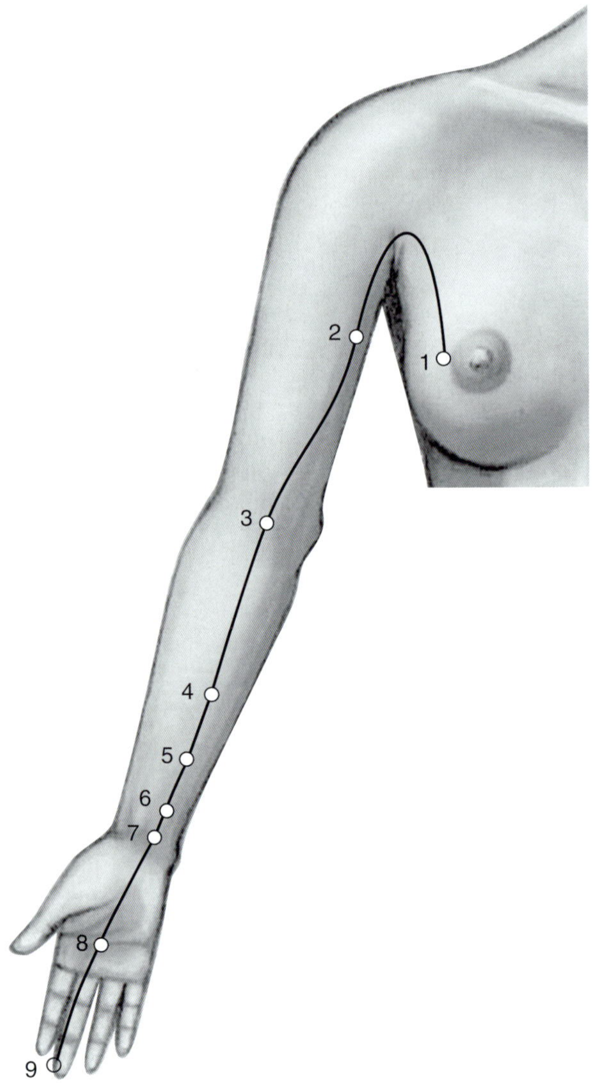

3-Erwärmer-Meridian

3E4
- beseitigt Wind-Exzess, Hitze

3E5 → Gb41
- unterdrückt Wind
- 3E6
- befriedet Leber
- bewegt Qi, Leber-Qi
- beseitigt Stagnation
- stimuliert freies Fließen des Leber-Qi
- wirkt auf lat. Anteile des Oberkörpers
- beeinflusst Bereich der Rippe
- beseitigt Hitze aus Darm, fördert Stuhlgang

3E8
- reguliert 3E
- fördert Stuhlgang

3E10
- beseitigt feuchte Hitze, Schleim

3E – 3-Erwärmer

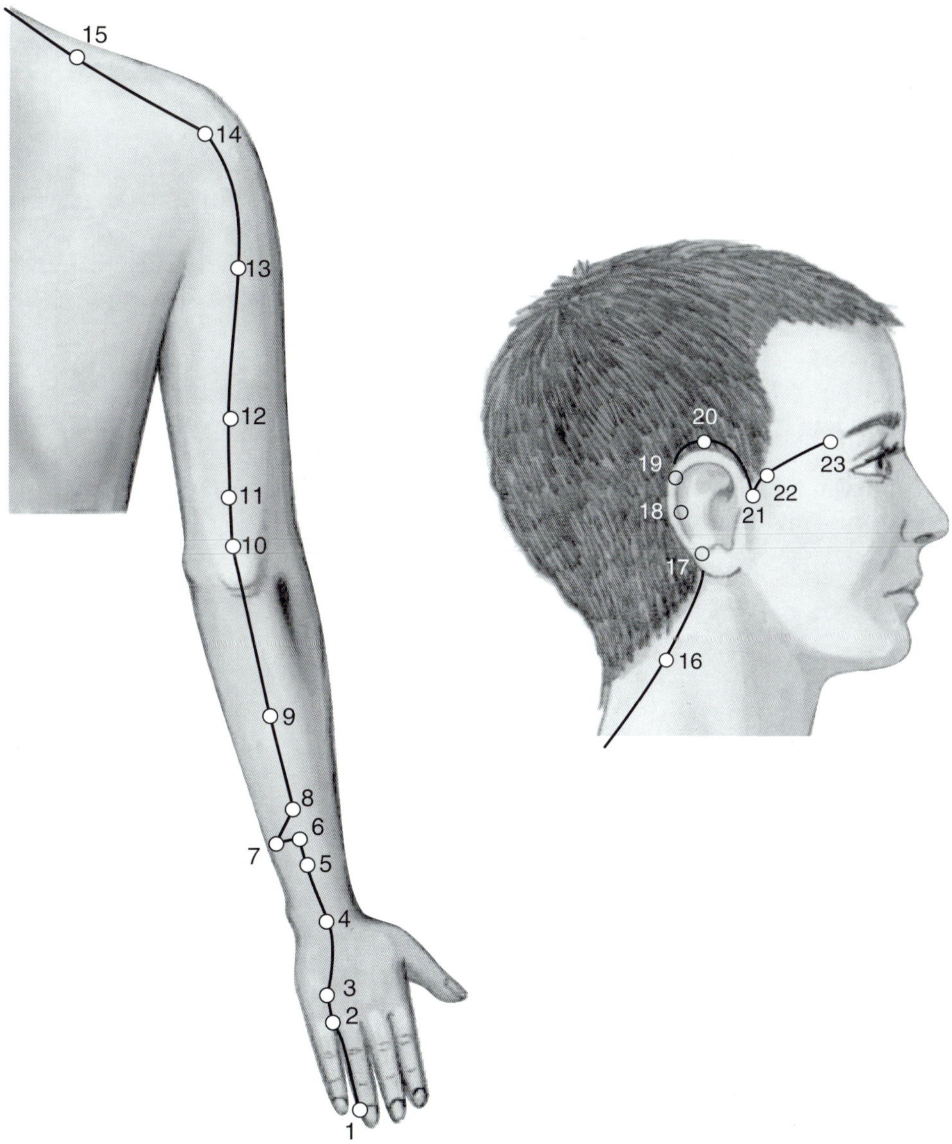

Gallenblasen-Meridian

Gb5
- lokaler Punkt, Einsatz bei Kopfschmerzen entsprechend Schmerzlokalisation

Gb6
- lokaler Punkt, Einsatz bei Kopfschmerzen entsprechend Schmerzlokalisation

Gb9
- lokaler Punkt, Einsatz bei Kopfschmerzen entsprechend Schmerzlokalisation

Gb13
- beruhigt Geist und bringt Wanderseele (Hun) zur Ruhe

Gb14
- frontale Kopfschmerzen

Gb17
- lokaler Punkt zum Beleben des Blutes im Kopf
- beseitigt Obstruktion der Verbindungsleitbahnen

Gb19
- lokaler Punkt

Gb20
- unterdrückt Leber-Yang

Gb21
- bewegt Leber-Qi
- lässt Qi absteigen
- wirkt auf Mamma

Gb26
- Punkt des Dai Mai
- löst Nässe-Hitze im Genitaltrakt auf (u.a. mit Gb41 + 3E5)

Gb27
- Punkt des Dai Mai
- bei feuchter Hitze

Gb28
- Punkt des Dai Mai
- hebt Qi

Gb34
- +KG6 bewegt Qi im Unterbauch
- beruhigt Leber
- bewegt Qi, Leber-Qi
- beseitigt Stagnation
- wirkt auf Areal unterhalb von Mamma (Brust, Rippenbogen)

Gb38
- bei feuchter Hitze
- bei Qi-Stagnation im Meridian-Verlauf

Gb39
- Meisterpunkt des Marks
- stärkt Nieren-Jing

Gb41
- + 3E: reguliert Dai Mai, beseitigt Nässe-Hitze aus Leber-Leitbahn
- bei ausgeprägter Mammadistension
- wirkt spezifisch auf Mamma
- bewegt Leber-Qi

Gb43
- unterdrückt Wind
- gut bei Kopfschmerzen (v.a. Schläfen- und Augenregion)

Gb – Gallenblase

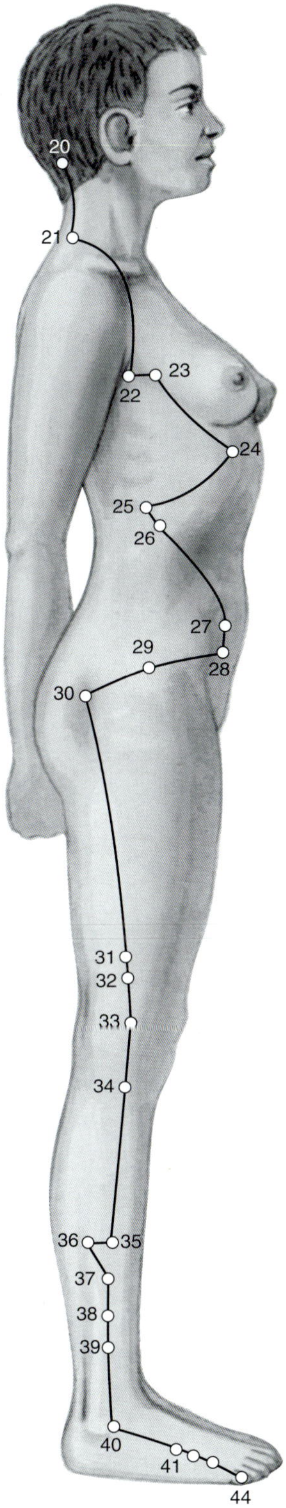

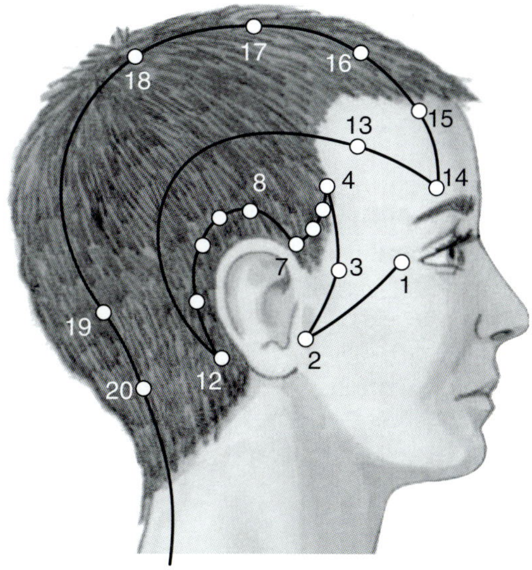

Leber-Meridian

Le1
- kühlt Leber-Blut-Hitze
- stillt Blutungen

Le2
- leitet Leber-Feuer aus

Le3
- verankert Wanderseele (Hun)
- +Ni2 kühlt Blut
- beruhigt Leber
- bewegt Qi, Blut
- beseitigt Stagnation
- bewegt Leber-Qi, belebt Leber-Blut
- beendet Schmerzen
- reguliert Chong Mai
- unterdrückt Wind

Le4
- wirkt gegen Schmerzen und Jucken der Genitalien

Le5
- Xi-(Akut-)Punkt, Luo-Punkt
- beendet Blutungen
- befriedet Leber, beseitigt Stagnation in Leber-Leitbahn im Genitalbereich
- leitet Nässe aus

Le8
- nährt Leber-Nieren-Yin
- tonisiert Qi und Blut
- nährt Blut und stärkt Leber, nährt Leber-Blut

Le13
- bewegt Leber-Qi
- harmonisiert Leber und Milz

Le14
- Alarm-(Mu-)Punkt
- beruhigt Leber
- bewegt Qi, Leber-Qi
- beseitigt Stagnation
- beruhigt Geist

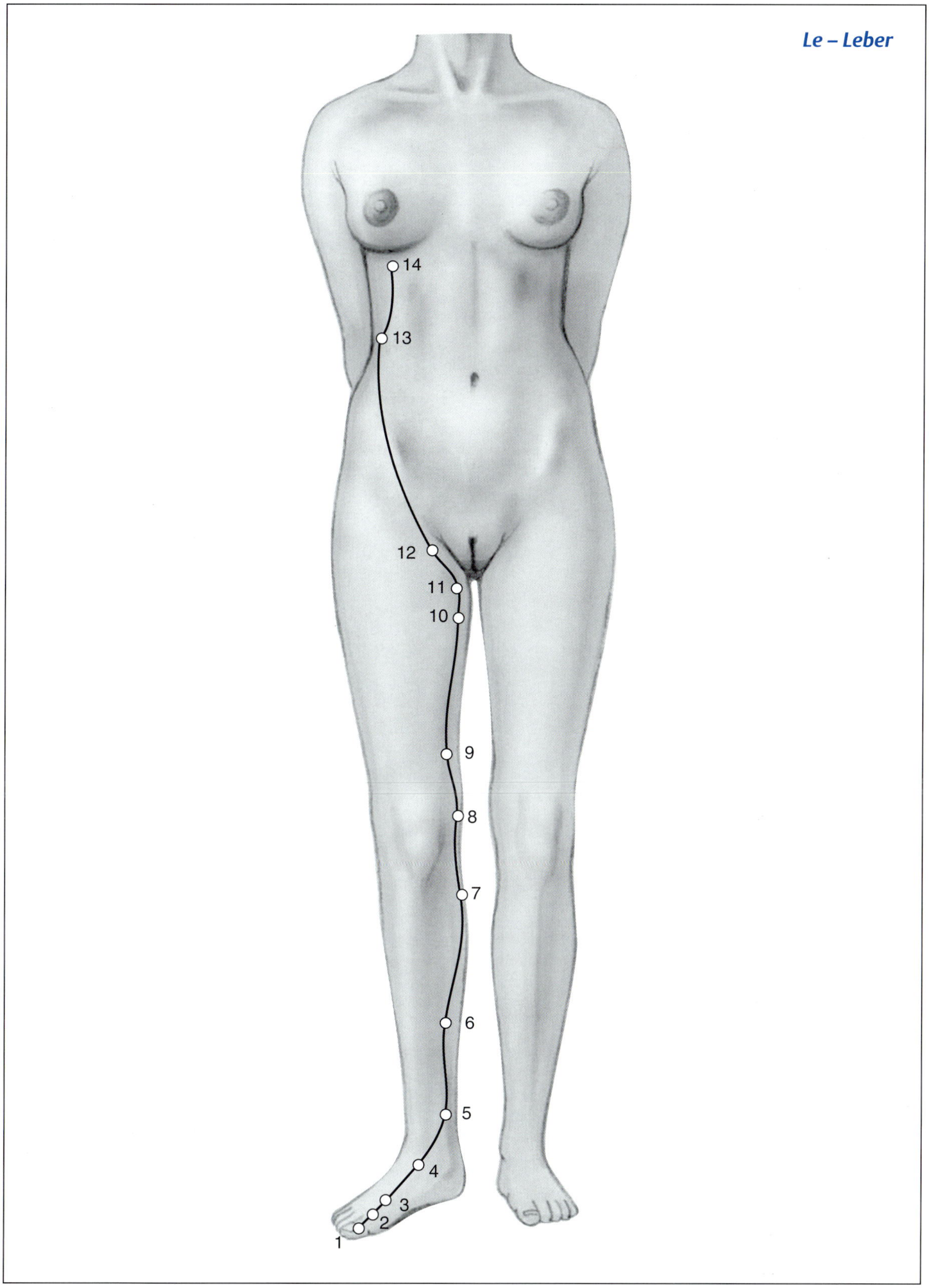
Le – Leber
14
13
12
11
10
9
8
7
6
5
4
3
2
1

Ren Mai (KG = Konzeptionsgefäß)

KG1
- löst Nässe im Genitalbereich

KG2
- zerstreut Kälte im Uterus
- löst Nässe auf

KG3
- löst Nässe im Unteren Erwärmer und Uterus auf
- stärkt Uterus
- reguliert Ren Mai

KG4
- tonisiert Uterus
- festigt Ren Mai und Chong Mai
- nährt Leber- und Nieren-Qi
- nährt Blut, belebt Blut
- +Moxa: wärmt Uterus
- tonisiert Niere, Nieren-Yang (Moxa)
- bewegt Qi im Unteren Erwärmer

KG5
- +LG1 stärkt Uterus und Niere

KG6
- tonisiert und hebt Qi
- +Moxa: bewegt Qi, vertreibt Kälte aus Unterbauch
- bewegt Qi im Unteren Erwärmer, Unterbauch
- → KG17

KG7
- nährt Yin, Nieren-Yin
- stärkt Uterus
- tonisiert Niere
- +LG4: wärmt Uterus und Niere, zerstreut Kälte im Uterus

KG8
- Moxa (Salz im Nabel) wärmt Niere und Essenz

KG9
- fördert Umwandlung und Ausscheidung von Flüssigkeit durch 3-Erwärmer
- löst Nässe auf

KG10
- hilft Schleim aufzulösen
- fördert Absteigen des Magen-Qi und Qi im Darm
- löst Nässe auf

KG12
- stärkt Milz, hebt Qi
- tonisiert Milz-Qi, fördert Schleimauflösung
- unterstützt beim Auflösen von Hitze

KG13
- nährt Niere, Ren Mai und Chong Mai

KG14
- Mu-Punkt des Herzen
- Harmonisiert Magen-Leitbahn

KG15
- beruhigt Geist
- nährt Herz

KG17
- +KG6 bei Amenorrhö nach emotionaler Krise
- tonisiert Qi des Oberen Erwärmers, bewegt Qi
- bringt Körperseele (Po) zur Ruhe

KG – Konzeptionsgefäß (Ren Mai)

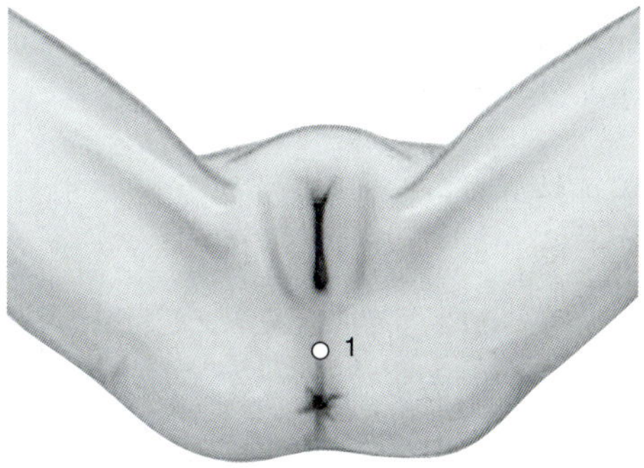

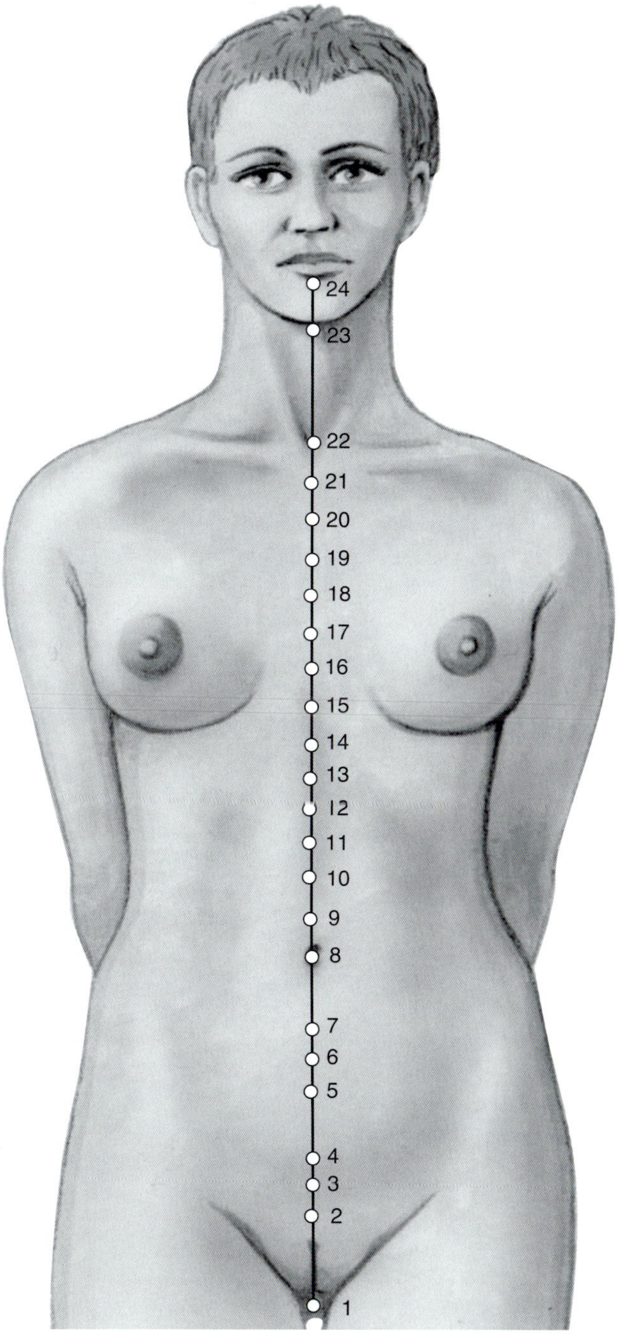

Du Mai (LG = Lenkergefäß)

○ *zwischen Steißbeinspitze und Anus*

LG1

- tonisiert LG

LG3

- bei Leere im Unteren Erwärmer

LG4

- stärkt Feuer des Tors der Vitalität, u.a. für Leere-Kälte
- wärmt und tonisiert Nieren-Yang
- +Moxa: nur bei Innerer Kälte!

LG11

- stützt Herz-Leitbahn

LG14

- immunstimulierend

LG16

- u.a. bei Kälte-Obstruktion des Du Mai

LG20

- hebt Qi (auch mit Moxa)
- stillt Blutungen aufgrund absinkendem Qi
- trennt Klares vom Trüben

LG23

- kann Wind-Hitze ausleiten
- macht Nase durchgängig

LG24

- beruhigt Geist und bringt Wanderseele (hun) zur Ruhe

LG –Lenkergefäß (Du Mai)

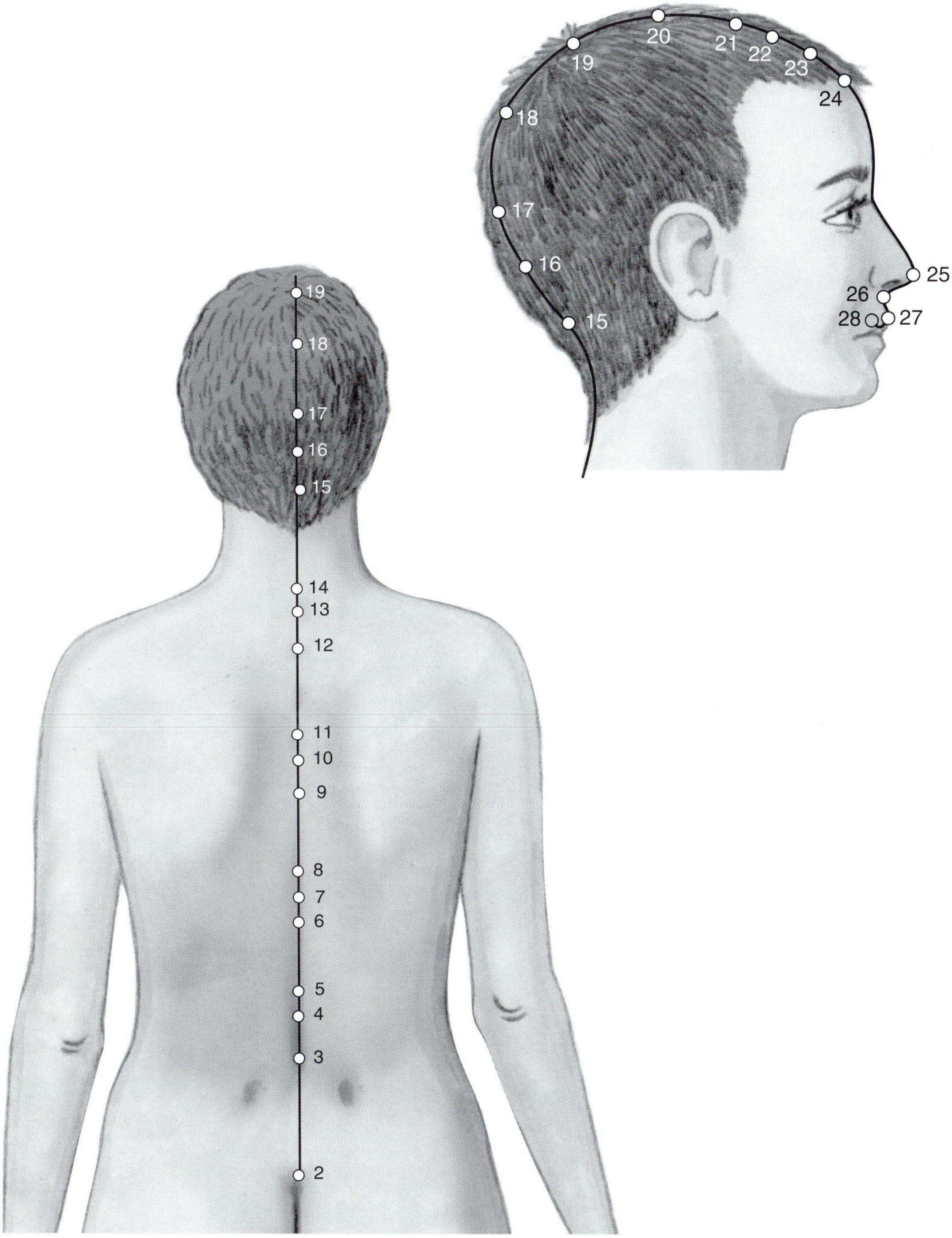

Extra-Punkte

Taiyang

- bei Kopfschmerz

Yintang

- bei Kopfschmerzen
- leitet Wind und Hitze aus

Baomen

- = Ma28, bei Infertilität

Zihu

- = Ma28, bei Infertilität

Zigong

- (3 Cun lat. Ren3)
- stärkt Uterus
- tonisiert Chong Mai
- nährt Blut
- nährt Essenz
- beseitigt Obstruktion in Uterus und Tuben

Anmian

hat Schlaf anregende Wirkung

Baichongwo

»Nest der 1000 Insekten stillt Juckreiz« (1 Cun prox. MP10)

9.8 Anamnesebogen

Patientin

Name: Vorname:

Geb.-Datum:

Anamnese vom:

Menstruation

		ja	Abk.	
Menarche	vor dem 13. Lebensjahr		BH	evtl. Blut-Hitze
	nach dem 16. Lebensjahr		BM/Ni	Blut-/Nieren-Schwäche
Zyklus (normal 28–32 Tage) Regelmäßig, die ersten beiden Jahre nach Menarche darf Zyklus unregelmäßig sein)	immer zu früh (> 7 Tage zu früh)		Qi/BH	Qi-Mangel, Blut-Hitze
	immer zu spät (> 7 Tage zu spät)		BM/BS/ KÄ	Blut-Mangel, Blut-Stase, Kälte, Stase
	unregelmäßig		LQ, LS, Ni MQ	Leber-Qi-Stagnation, Leber-Blut-Stagnation, Milz-/ Nieren-Schwäche
Blutungsstärke (normal 30–80 m l)	verstärkt = sehr starke Blutung =sehr lange Blutung		Qi, BH	Qi-Mangel Blut-Hitze
	schwach		BM, KÄ	Blut-Mangel Kälte-Stase
Farbe	dunkelrot, hellrot		BH	Blut-Hitze
	blass		BM	Blut-Mangel
	schwärzlich, sehr dunkel		BS	Blut-Stase
	purpurfarben		KÄ	Fülle-Kälte
	bräunlich wie Sojasauce, dünn		KÄ	Leere-Kälte
Konsistenz (normal: koaguliert nicht, keine Klumpen)	scharlachrot		Hi/BH	Leere-Hitze im Blut
	klumpig, mit dunklen matt-farbenen Klumpen		BS KÄ	Blut-Stase Kälte-Stase
	klumpig, dunkel, frisch erscheinend		Hi	Hitze
	große Klumpen		BS	Blut-Stase
	kleine dunkle Klumpen, Mensblut selbst nicht dunkel		KÄ	Kälte-Stase
	wässrig		BM	Blut-Mangel Yin-Mangel
Schmerzen	vor der Regel		Qi	Qi-Stagnation Blut-Stase (wird mit Einsetzen der Regel besser)
	während der Regel		BH BS	Blut-Hitze Blut-Stase

		ja	Abk.	
Schmerzen Fortsetzung	nach der Regel		BM	Blut-Mangel
	starker, stechender Schmerz		BS	Blut-Stase
	starker, krampfender Schmerz, durch Wärme besser		KÄ	Kälte-Stase
	geringe Schmerzen		BH BM	Blut-Hitze Blut-Mangel
	ziehende Empfindung mit geringen Schmerzen		Qi/MQ	Absinken des Qi
	Schwereempfindung im Unterbauch mit Schmerz		NÄ/Hi	Nässe-Hitze
	Mittelschmerz bei Ovulation		NÄ/Hi	Nässe-Hitze
Prämenstruelles Symptom	Anspannung, Weinerlichkeit, Depression Abdomen-, Mammadistension		LQ	Leber-Qi-Stagnation
	Übelkeit und Erbrechen		LQ	stagnierendes Leber-Qi, das den Magen befällt
	Obstipation		LQ	stagnierendes Leber-Qi, das Darm und Milz beeinträchtigt
	Kopfschmerzen		LQ	Leber-Qi-Stagnation, Aufsteigen des Leber-Yang
	geschwollene und schmerzhafte Mammae		LQ/S	Qi-Stagnation und Schleim
	Flüssigkeitsretention und Ödeme		MQ, Ni	Milz-Yang- und Nieren-Yang-Schwäche
Kopfschmerzen	während der Regel		LY	aufsteigendes Leber-Yang emporschlagendes Leber-Feuer
	nach der Regel		BM/Ni	Blut-/Nieren-Schwäche
Obstipation	während der Regel		LY	Leber-Feuer
	nach der Regel		BM/Ni	Blut-/Nieren-Schwäche
Schlafstörungen	während der Regel		BH/LY	Blut-Hitze und Leber-/Herz-Feuer
Durchfall	postmenstruell		MQ/Ni	Milz-Yang-Schwäche und Nieren-Yang-Schwäche

Allgemeine Bauchschmerzen

	ja	Abk.	
dumpfe Schmerzen		LE	Leere
stark		Fü	Fülle
Besserung durch Wärme		KÄ	Kälte
Besserung durch Druck/Massage		LE	Leere
Verschlechterung durch Druck/Massage		Fü	Fülle
messerartig		BS	Blut-Stase
krampfartig, spastisch		KÄ	Kälte
mit Schweregefühl		NÄ	Nässe
Schmerzen mit Empfindung, dass es »nach unten zieht«		MQ/Ni	Absinken des Qi (von Milz/Niere)
Bauchschmerzen mit Ausstrahlung zum Rücken		Ni	Nieren-Schwäche

Vaginaler Ausfluss

		ja	Abk.	
Farbe	weiß		KÄ/MQ	Kälte, Milz-Yang/Nieren-Yang-Schwäche, Kälte-Nässe
	gelb		Ni/KÄ/NÄ	Hitze, meist Nässe-Hitze im Unteren Erwärmer
	grünlich		Hi	Nässe-Hitze in der Leber-Leitbahn
	rot und weiß		Hi + NÄ	Nässe-Hitze
	gelb, rot mit weißem Eiter, postmenopausal		Hi	toxische Hitze
Konsistenz	wässrig		KÄ/NÄ	Kälte-Nässe und/oder Leere-Zustand
	dick		NÄ/Hi/Fü	Nässe-Hitze und/oder Fülle-Zustand
Geruch	fischig		KÄ	Kälte
	nach Leder		Hi	Hitze

Fruchtbarkeit und Schwangerschaft

		ja	Abk.	
Infertilität	Leere		BM	Schwaches Blut
			Ni	Schwache Niere
	Fülle		BS	Blut-Stase
			KÄ	Kälte-Stase
			NÄ	Nässe-Hitze
Schwangerschaftserbrechen			CM	rebellierendes Qi im Chong Mai, das die Magen-Leitbahn beeinträchtigt (Magen-Schwäche/Magen-Hitze)
Schwangerschafts-Ödeme			Ni	Nieren-Yang-Mangel

Niederkunft

	ja	Abk.	
Übelkeit und starke Blutung nach der Niederkunft		CM	Erschöpfung
			Chong Mai
Schwitzen und Fieber nach Niederkunft		BM/Qi	Erschöpfung Qi und Blut
Wochenbettpsychose		BS	Blut-Stase im Uterus

Abortus, Interruptio

		ja	Abk.	
Abortus	1. Trimenon		Ni	Nieren-Schwäche
Abortus	später		MaQ	Absinken des Milz-Qi
			LS	Leber-Blut-Stase
			BH	Blut-Hitze

Untersuchung

Pulsdiagnostik, Mittlere Ebene (Leber-Blut)

		ja	Abk.	
schwächlich	-		BM	Blut-Mangel
voll und groß	-		BH	Blut-Hitze
saitenförmig, haftend	-		BS	Blut-Stase

Pulsbild

	ja	Abk.	
oberflächlicher Puls, voll		Fü	Fülle, außen
tiefer Puls, voll		Fü	innere Fülle
tiefer Puls, leer		LE	innere Leere
langsamer Puls		Kä	Kälte
schneller Puls		Hi	Hitze
drahtiger Puls		LY/LQ/LS	Leber-Pathologie/Schmerz
schlüpfriger Puls		FEU	Feuchtigkeit/Schleim/Schwangerschaft

Haut

	ja	Abk.	
kalte Arme und Beine		MQ/Ni	Milz- und Nieren-Yang-Mangel
kalte Hände und Füße		LQ	Leber-Qi-Stagnation
kalte Hände		BM	Herz-Blut-Mangel
kalte und trockene Hände und Füße		BM	Blut-Mangel
heiße Handrücken		Fü/Hi	Fülle-Hitze
heiße Handflächen		LE/Hi	Leere-Hitze
kalter Unterbauch		KÄ/CM	Kälte in Uterus, Ren Mai, Chong Mai
trockenes Abdomen		BM	Blut- und Yin-Mangel
Knöchelschwellung mit bleibenden Fingereindrücken		Ni/MQ	Nieren- und Milz-Yang-Mangel
Ödeme ohne Fingereindrücke		LQ	Qi-Stagnation

Abdomen

	ja	Abk.	
Unterbauch zu weich Einsinkende, palpierende Hände		Ni/CM	Nieren-Yang-Schwäche, Erschöpfung Ren Mai (mittig), Chong Mai (lateral)
Unterbauch gespannt und hart		BS	Blut-Stase
Distension Unterbauch		LQ	Qi-Stagnation
palpable Resistenzen, hart, unverschieblich		BS	Blut-Stase
Resistenzen, weich		S	Schleim
Resistenzen, die kommen und gehen		LQ	Qi-Stagnation
Bauchschmerzen, durch Palpation Besserung		Ni/LQ	Leere, meist Nieren-Schwäche
Bauchschmerzen, durch Palpation Verschlechterung		LQ BS NÄ	Fülle: – Qi-Stagnation – Blut-Stase – Nässe

Beobachtung

Teint, Antlitz

	ja	Abk.	
stumpf, trocken, glanzlos		BM	Blut-Mangel
stumpf, blass, glanzlos um Mund herum (Areal hat Beziehung zu Leber und Ren Mai)		LB	Leber-Blut-Mangel Leere des Ren Mai
grünlich um Mund		LQ	Leber-Qi-Stagnation
bräunliche Verfärbung am Kinn		BH	Schwäche im Ren Mai und/oder Blut-Hitze
Areal zwischen und direkt oberhalb der Augenbrauen, blass, stumpf, trocken		BM	Herz-Blut-Mangel
helle Rotfärbung gesamte Wange		BH	Blut-Hitze
nur Wangenknochen gerötet		LE/Hi	Leere-Hitze
hell-weißes Antlitz		KÄ	Yang-Mangel, Kälte
gelblich, gedunsen		NÄ	Nässe
dunkel, bräunlich		Ni	Nieren-Yin-Mangel

Lippen

	ja	Abk.	
blass		MQ/BM	Milz-Schwäche, Blut-Leere
dunkelrot		BH	Blut-Hitze, Milz-Hitze
helles Rot		Hi/LE	Leere-Hitze (durch Blut- oder Yin-Mangel)
grünlich		KÄ	Kälte
purpurfarben		BS	Blut-Stase
trocken			Milz-Yin-Mangel

Zungendiagnostik

Zungenfarbe

Farbe	Muster	Detail	ja	Abk.	Ursache
rot	Hitze	+ Belag		Hi	Hitze von außen eingedrungen
		+ evtl. kleine Zunge, kein Belag		Hi/LE	Hitze im Inneren durch Yin-Mangel (sel. Yang-Überschuss)
		je nach Lokalisation		Hi	Hitze in einem Organ
blass	Qi-Mangel			Qi	Qi kann Blut nicht zur Zunge transportieren
	Yang-Mangel	+ geschwollene, feuchte Zunge		MQ, Ni	Yang-Mangel von Milz, Niere kann Blut nicht bringen
	Blut-Mangel	+ eher trockene Zunge		BM	Blut kann Zunge nicht erreichen
	Kälte	+ weißer Belag		KÄ	blockiert Yang und Blut im Inneren
bläulich	Blut-Stau			BS	

Form

Form	Muster	Details	ja	Abk.	Erklärung
dick, geschwollen	Fülle	+ rot		Fü	Yang-Fülle
		+ blass		MQ, Ni	Qi- und/oder Yang-Mangel von Milz und/oder Niere führt zu einer Störung der Flüssigkeitstransformation
		+ je nach Ort		Qi/Fü	Yang-Fülle oder Qi-/Yang-Leere im Organ
dünn	Mangel	+ rot		LE	Yin-Mangel durch relativen Yang-Überschuss
		+ blass		BM/Qi	Blut- oder Qi-Mangel
steif	innerer Wind und/oder Schleim			Wi	z. B. vor oder nach Apoplex
abweichend	Wind			Wi Wi	von außen z. B. Fazialisparese von innen z. B. Apoplex
Sprünge	Mangel	+ rote Zunge		LE	Yin-Mangel und/oder Flüssigkeitsmangel
		+ normale oder blasse Farbe		MQ	Milz-Qi-Mangel
		+ rote Zunge		LE	Lungen-Yin-Mangel
		+ rote Zunge		LE	Herz-Yin-Mangel
		+ rote Zunge		LE	Yin-Mangel und/oder Flüssigkeitsmangel, häufig im Alter
		+ normale Zunge			im Alter physiologisch

Belag

	ja	Abk.	
gelb		Hi	Hitze, je brauner desto länger besteht die Hitze
weiß		KÄ	normal oder Kälte
dünn		–	normal (äußere Syndrome)
dick		Fü	Fülle, pathogener Fehler anwesend
fehlend		LE	Yin-Mangel
trocken		Hi	Trockenheit, Hitze, Blut- oder Yin-Mangel
feucht		KÄ	Kälte, Yang-Mangel
schlüpfrig, klebrig		FEU/S	Feuchtigkeit, Schleim
Unterzungenvenen deutlich blau und gefüllt		BS	Blutstagnation

Hören und Riechen

Stimme

	ja	Abk.	
schwach		Qi	Qi-Mangel
häufiges Seufzen		LQ	Leber/Qi-Stagnation
hohe Stimme		Fü/Hi	Fülle/Hitze

Menstruationsblut

	ja	Abk.	
starker, fauliger Geruch		Hi	Hitze

Ausfluss

	ja	Abk.	
fischiger Geruch		KÄ/NÄ	Kälte/Nässe
lederartig		NÄ/Hi	Nässe/Hitze

Alphabetische Anstreichtabelle

Die wichtigsten Syndrome bei gynäkologischen Störungen

Syndrom/ betroffenes System	Ab-kürzung	Ergebnisse aus Anamnese	Ergebnisse aus Untersuchung	Ergebnisse aus Beobachten
Blut-Mangel	**BM**			
Blut-Stagnation/-Stase	**BS**			
Blut-Hitze	**BH**			
Chong Mai	**CM**			
Feuchtigkeit (siehe auch Nässe)	**FEU**			
Fülle	**FÜ**			
Herz	**HE**			
Hitze	**Hi**			
Kälte	**KÄ**			
Leber-Qi-Stagnatin	**LQ**			
Leber-Blut-Mangel	**LB**			
Leber – aufst. Yang	**LY**			
Leber-Blut-Stase/-Stagnation	**LS**			
Leere	**LE**			
Milz-Qi-Mangel	**MQ**			
Milz-Qi – absinkend	**MaQ**			
Nässe (siehe auch Feuchtigkeit)	**NÄ**			
Niere	**Ni**			
Qi-Mangel	**Qi**			
Schleim	**S**			
Wind	**Wi**			

Anamnese-Notizen

Patientin

Name: Vorname:

Geb.-Datum:

Anamnese vom:

10 Weiterführende Literatur

Connelly, D. M.: Traditionelle Akupunktur. Das Gesetz der fünf Elemente. Endrich, Heidelberg 1995

Hecker, U., Steveling, A., Peuker, E., Kastner, J.: Lehrbuch und Repetitorium der Akupunktur. Hippokrates, Stuttgart 2001

Kirschbaum, B.: Die acht außerordentlichen Gefäße in der Traditionellen Chinesischen Medizin. Med. Lit. Verlagsges. Uelzen 2000

Kirschbaum, B.: Atlas und Lehrbuch der Chinesischen Zungendiagnostik. Verlag für Ganzheitliche Medizin, Kötzting 1998

Kubiena, G.: Chinesische Syndrome verstehen und verwenden. Maudrich, Wien 1996

Kubiena, G., Meng, A.: Akupunktur Arbeitsbuch für Fortgeschrittene. Maudrich, Wien 1996

Maciocia, G.: The Foundations of Chinese Medicine. Churchill Livingstone, Edinburgh 1989

Maciocia, G.: Die Gynäkologie in der Praxis der Chinesischen Medizin. Verlag für Ganzheitliche Medizin, Kötzting 2000

Maciocia, G.: Die Praxis der Chinesischen Medizin. Verlag für Ganzheitliche Medizin, Kötzting 1997

Patzek, S., Hertzer, K.: Traditionelle Chinesische Medizin für Frauen. Ehrenwirth, München 1999

Porkert, M.: Die chinesische Medizin. Econ, Düsseldorf 1989

Römer, A.: Akupunktur für Hebammen, Geburtshelfer und Gynäkologen. 2. Aufl., Hippokrates, Stuttgart 2000

Ross, J.: Akupunktur-Kombinationen. Med. Lit. Verlagsges., Uelzen 1998

Seybold, B., Olsohn, M., Römer, A., Gabriel, C.: Diverse Kursprotokolle. Eigenverlag 1996–2000

Wühr, E. (Hrsg.): Quintessenz der chinesischen Akupunktur und Moxibustion. Lehrbuch der chinesischen Hochschulen für Traditionelle Chinesische Medizin. Verlag für Ganzheitliche Medizin, Kötzting 1988

Schlagwortverzeichnis